अस्पताली अपशिष्ट (कचरा) प्रबन्धन और इसकी निगरानी

(Hospital Waste Management and Its Monitoring)

अस्पताली अपशिष्ट (कचरा) प्रबन्धन और इसकी निगरानी
(Hospital Waste Management and Its Monitoring)

माधुरी शर्मा

एम बी बी एस एम बी ए एच सी ए (एफ एम एस) पी जी डी आई पी

भूतपूर्व डी डी जी एवं सी एम ओ

राम मनोहर लोहिया अस्पताल

नई दिल्ली, भारत

भूमिका

डॉ बी डी अथाणी

JAYPEE The Health Sciences Publisher

New Delhi | London | Panama

Jaypee Brothers Medical Publishers (P) Ltd

Headquarters

Jaypee Brothers Medical Publishers (P) Ltd
4838/24, Ansari Road, Daryaganj
New Delhi 110 002, India
Phone: +91-11-43574357
Fax: +91-11-43574314
Email: jaypee@jaypeebrothers.com

Overseas Offices

J.P. Medical Ltd
83 Victoria Street, London
SW1H 0HW (UK)
Phone: +44 20 3170 8910
Fax: +44 (0)20 3008 6180
Email: info@jpmedpub.com

Jaypee-Highlights Medical Publishers Inc
City of Knowledge, Bld. 235, 2nd Floor,
Clayton, Panama City, Panama
Phone: +1 507-301-0496
Fax: +1 507-301-0499
Email: cservice@jphmedical.com

Jaypee Brothers Medical Publishers (P) Ltd
17/1-B Babar Road, Block-B, Shaymali
Mohammadpur, Dhaka-1207
Bangladesh
Mobile: +08801912003485
Email: jaypeedhaka@gmail.com

Jaypee Brothers Medical Publishers (P) Ltd
Bhotahity, Kathmandu, Nepal
Phone: +977-9741283608
Email: kathmandu@jaypeebrothers.com

Website: www.jaypeebrothers.com
Website: www.jaypeedigital.com

Inquiries for bulk sales may be solicited at: jaypee@jaypeebrothers.com

अस्पताली अपशिष्ट (कचरा) प्रबन्धन और इसकी निगरानी **(Hospital Waste Management and Its Monitoring)**

First Edition: **2003**

Second Edition: **2017**

ISBN: 978-93-86261-91-5

Printed at Sanat Printers

डॉ. बी॰ डी॰ अथणी
Dr. B. D. Athani
Special DGHS

भारत सरकार
स्वास्थ्य सेवा महानिदेशालय
439-बी, ए-विंग, निर्माण भवन
नई दिल्ली-110 108
GOVERNMENT OF INDIA
DIRECTORATE GENERAL OF HEALTH SERVICES
439-B, A-Wing, Nirman Bhawan,
New Delhi-110 108

सत्यमेव जयते

भूमिका

स्वास्थ्य देखभाल संस्थाओं और अस्पतालों से निकले अपशिष्ट का प्रबन्धन करना कुछ समय से चिंता का मुख्य विषय बन कर उभरा है। जैव-चिकित्सा अपशिष्ट का सुरक्षित एवं प्रभावकारी प्रबन्धन न केवल एक वैधानिक अनिवार्यता है, अपितु एक सामाजिक उत्तरदायित्व भी है। समाज के सभी वर्गों को इस दिशा में योगदान करने की जरुरत है।

अस्पताल अपशिष्ट प्रबन्धन का अनेक क्षेत्रों पर प्रभाव पड़ता है, क्योकि यह मरीजों और स्वास्थ्य देखभाल कार्यकर्ताओं (चिकित्सकों, नर्सों, अपशिष्ट को हथालन करने वाले आदि) के स्वास्थ्य पर प्रभाव डालता है। इसका प्रभाव पर्यावरण और स्वच्छता पर भी पड़ता है।

लेखिका ने अपशिष्ट का हथालन करने वालों पर अस्पताल के खतरनाक और संक्रामक अपशिष्ट के प्रभाव को कम करने के लिए मौजूद वैधानिक उपबंधों को संकलित करने का प्रयास किया है। अस्पताल अपशिष्ट के स्वास्थ्य संबंधी खतरों, अपशिष्ट का हथालन करने की उचित तकनीकों और पद्धतियों एवं अपशिष्ट का हथालन करते समय सुरक्षा के उपायों को लागू करने के बारे में पर्याप्त जानकारी देना, हानिकारक अस्पताल अपशिष्ट के सुरक्षित निपटान के लिये महत्वपूर्ण है।

मैं, डॉ श्रीमती माधुरी शर्मा, पूर्व उप-महानिदेशक, स्वास्थ्य सेवा महानिदेशालय, को उनकी पुस्तक *अस्पताली अपशिष्ट (कचरा) प्रबन्धन और इसकी निगरानी* का संशोधित संस्करण लिखने के लिये बधाई देता हूँ। इस पुस्तक में अस्पताल अपशिष्ट के निपटान-संबंधी मौजूदा वैधानिक उपबंधों को सरल ढंग से प्रस्तुत किया गया है।

मै आशा करता हूँ कि यह पुस्तक विभिन्न स्वास्थ्य देखभाल सुविधा-केन्द्रों में अस्पताल अपशिष्ट प्रबन्धन से जुड़े लोगों के लिए उपयोगी और सहज-सुलभ होगी।

बी डी ए

डॉ बी डी अथाणी

आमुख

भारत में पर्यावरणीय स्वास्थ्य एवं स्वच्छता की संकल्पना ऋग्वेद काल से चली आ रही है। जनसंख्या विस्फोट, शहरीकरण एवं औद्योगीकरण के बढ़ते प्रभाव के कारण, पर्यावरणीय स्वास्थ्य के सभी पहलुओं को ध्यान में रखना सरकारी अभिकरणों के संसाधनों और सीमाओं से परे हो गया है। पर्यावरण को सुरक्षित बनाए रखने में व्यक्तियों और समुदायों की अपनी-अपनी भूमिका है।

जैव-चिकित्सा अपशिष्ट प्रबन्धन और हथालन नियमावली, 1998, ने अस्पताल अपशिष्ट के व्यवस्थित प्रबन्धन के क्षेत्र में एक नए अध्याय की शुरुआत की। इन नियमों को जैव-चिकित्सा अपशिष्ट (प्रबन्धन और हथालन) नियमावली, 2011, के रूप में संशोधित किया गया है। इसमें विभिन्न कर्मचारियों/कार्मिकों के कर्तव्यों, प्रविधियों और जवाबदेही का अधिक विस्तृत तरीके से वर्णन किया गया है। स्वास्थ्य देखभाल संस्थाओं के लिए यह अनिवार्य है कि वे विनिर्दिष्ट प्रक्रिया के अनुसार, अपने अपशिष्ट का पृथक्करण, विसंक्रमण, परिवहन और निपटान करें। नियमावली में प्रपत्रों का उल्लेख किया गया है, उदाहरणार्थ, प्राधिकृत करने हेतु आवेदन करने के लिए वार्षिक रिपोर्ट, दुर्घटना रिपोर्ट, जैव-चिकित्सा अपशिष्ट के संग्रह, प्राप्ति, उपचार, भंडारण, परिवहन एवं निपटान हेतु संस्था चलाने के लिए प्राधिकृत करने के लिए, और वर्ष के किसी दिन/महीने में जैव-चिकित्सा अपशिष्ट का हस्तांतरण न किए जाने के संबंध में स्वास्थ्य देखभाल सुविधा-केंद्र अथवा स्वास्थ्य देखभाल संस्था के सामान्य जैव-चिकित्सा अपशिष्ट उपचार एवं निपटान सुविधा-केंद्र (सी बी डब्ल्यू टी एफ) के संचालक की रिपोर्ट इत्यादि। विभिन्न स्वास्थ्य देखभाल संस्थाओं से निकले अपशिष्ट के सुरक्षित प्रबन्धन की कार्यनीतियों का प्रभावी कार्यान्वयन सुनिश्चित करने के लिए सर्वसंभव प्रयास किए जाने चाहिए।

इस पुस्तक का उद्देश्य जैव-चिकित्सा अपशिष्ट के निपटान के संबंध में जानकारी देना, जागरूकता पैदा करना और पद्धतियों के बारे में बताना है। यह उन तृणमूल स्तर के कार्यकर्ताओं, नर्सों, पैरामेडिकल एवं मेडिकल प्रोफेशनलों (स्वास्थ्य देखभाल संस्थाओं) के लिए व्यावहारिक रूप से मद्‌दगार होगी, जिन पर जैव-चिकित्सा अपशिष्ट की अनुचित हथालन के खतरों का जोखिम अधिक है। यह अस्पतालों के अपशिष्ट के हथालन एवं निपटान के विभिन्न पहलुओं पर केंद्रित एक शिक्षाप्रद सहायक-सामग्री के रूप में कार्य करेगी।

माधुरी शर्मा

आभार

स्व डॉ एस पी अग्रवाल, एम एस सर्जरी, एम सी एच (न्यूरो), महानिदेशक स्वास्थ्य सेवा महानिदेशालय, स्वास्थ्य एवं परिवार कल्याण मंत्रालय, भारत सरकार, के प्रति मैं अपना आभार व्यक्त करती हूँ। जिन्होंने यह पुस्तक लिखने के प्रति मेरी रुचि जागृत की और निरन्तर मेरा मार्गदर्शन किया एवं मूल्यवान सलाह देते रहे। मैं सर्वदा उनकी आभारी रहूँगी।

प्रो संजय श्रीवास्तव, डॉ पी रवीन्द्रन, और डॉ (सुश्री) जगदीश कौर का भी मैं इस पुस्तक के संपादन कार्य में उनकी सहायता के लिए धन्यवाद देती हूँ।

मैं अपने पति श्री कमल कुमार; तथा पुत्रों, श्री मनोज और डॉ मोहित, की भी ऋणी रहूंगी, जिन्होंने मुझे इस पुस्तक को लिखने के लिए मैं निरन्तर प्रोत्साहित किया।

मैं, श्री जगत राम, सहायक-निदेशक (रा भा), स्वास्थ्य सेवा महानिदेशालय; श्री एम एस बिष्ट; श्रीमती किरण घिलडियाल; तथा श्री परमजीत यादव, का इस पुस्तक का तत्परता से हिन्दी रूपान्तर तैयार करने तथा श्री सन्तोष कुमार द्वारा हिन्दी पांडुलिपि की टाइपिंग करने के लिए आभार व्यक्त करती हूँ।

विषय-वस्तु

प्लेट 1

श्रेणी **रंग** **अधातु की किस्म** **निपटाव का विकल्प**

(1) **काला थैला**

श्रेणी-8 : नगर निगम का कचरा

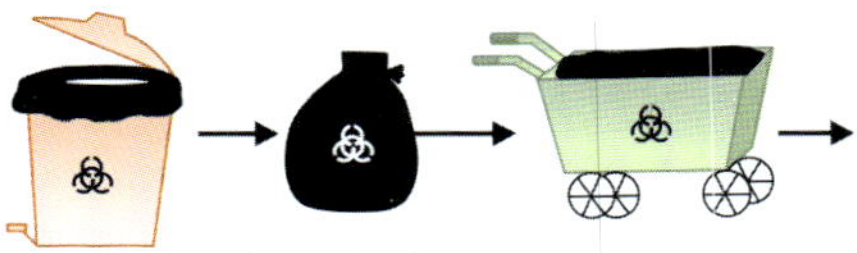

नगर निगम की सुरक्षित भूमि में डालना व दबाना

गैर क्लोरिनेटिड काला प्लास्टिक थैला

(2) **पीला थैला**

श्रेणी-1 : मानव टिस्सुओं अवयव (आर्गन्स) व शरीर के अंग
श्रेणी-2 : पशुओं के टिस्सुओं एवं शरीर के अंग
श्रेणी-5 : बेकार दवाईयों व रूईयों टोक्सिक दवाईयां
श्रेणी-6 : ठोस संदूषित कचरा

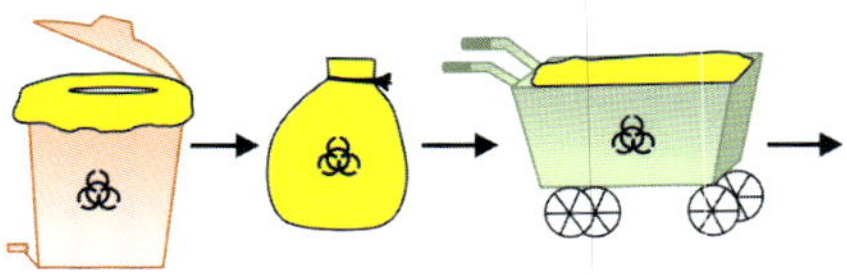

उपचार/रासायनिक परिशोधन ऑटोक्लोनिंग/माइक्रोवेविंग के बाद काट–छांट देना व कतर देना बाद में सुरक्षित जगहों में दबाना या अधिकृत पुनर्चक्रणकर्ता के माध्यम से पुनर्चक्रण अपशिष्टों का व्ययन।

गैर क्लोरिनेटिड पीला प्लास्टिक थैला

(3) **लाल थैला**

श्रेणी-3 : सूक्ष्म जीव वैज्ञानिक एवं जैवप्रौद्योगिकीय कचरा
श्रेणी-4 : धारदार औजार
श्रेणी-7 : नष्ट करने योग्य ठोस जैसे–प्लास्टिक की बोतलें व टयूब्स आदि।

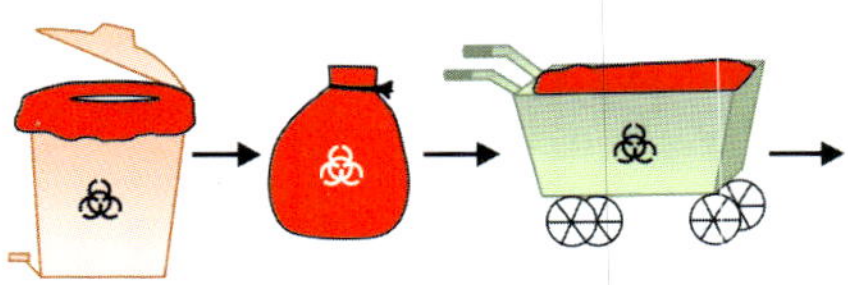

लाल गैर क्लोरिनेटिड थैला

(4) **नीला थैला**

श्रेणी-8 : केमिकल कचरा

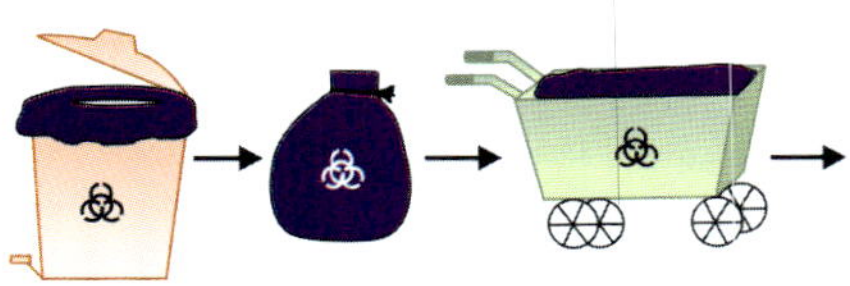

रासायनिक परिशोधन द्वारा संक्रमण रहित करना और तब नाली में बहाना व ठोस कचरे को सुरक्षित व आधारित भूमि में डालना व दबाना।

नीला गैर क्लोरिनेटिड थैला

चित्र 3.1: जैव-चिकित्सीय अपशिष्ट का निपटान

प्लेट 2

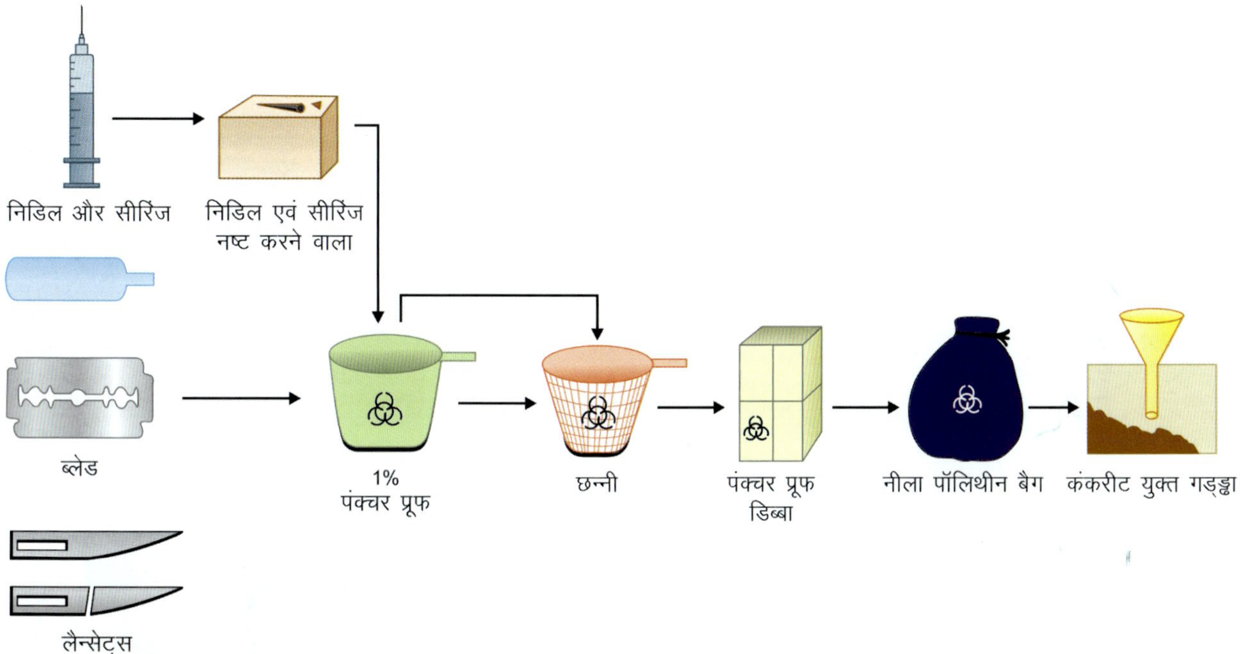

चित्र 3.2: धारयुक्त औजारों का निपटान

प्लेट 3

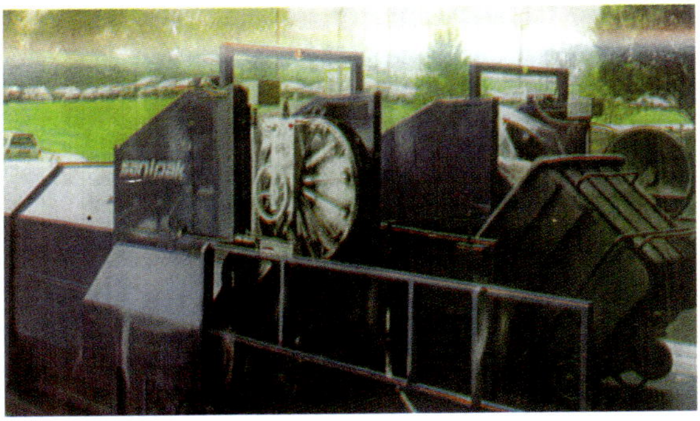

चित्र 6.1: ऑटोक्लेव

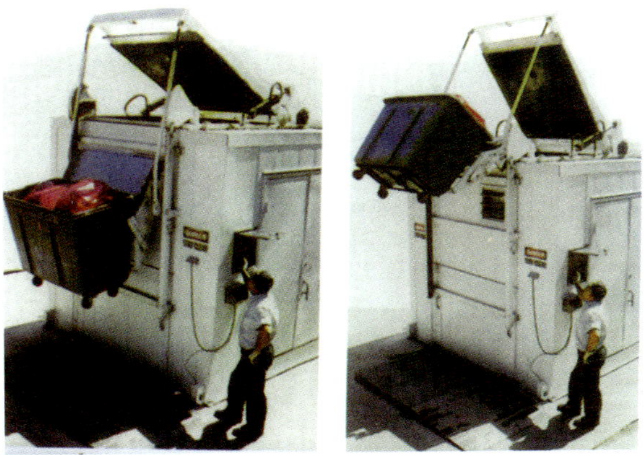

चित्र 6.3: माइक्रोवेव इरेडिएशन

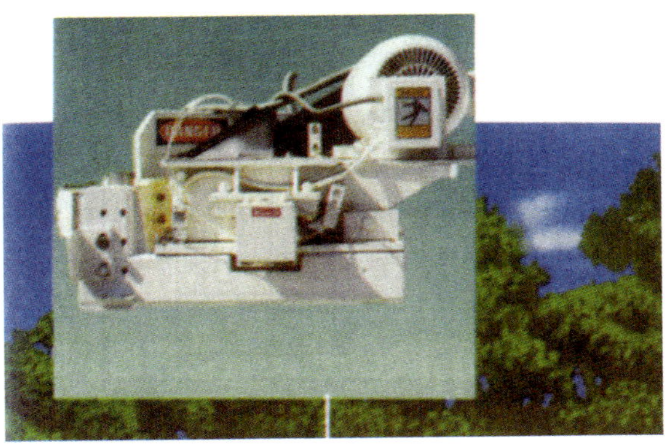

चित्र 6.4: कतरने वाली मशीन

अध्याय 1

भूमिका

जैव-चिकित्सीय अपशिष्ट

यह वह अपशिष्ट है जो स्वास्थ्य परिचर्या प्रतिष्ठानों (अस्पतालों), अनुसंधान केन्द्रों और प्रयोगशालाओं से पैदा होता है। यह वह अपशिष्ट है, जो निम्नलिखित के दौरान पैदा होता हैः

- रोग निदान, रोग का उपचार और रोग प्रतिरक्षण
- इनसे जुड़े जैव-चिकित्सीय अनुसंधान, और
- जैव रसायनों का उत्पादन एवं परीक्षण

जैव-चिकित्सीय अपशिष्ट के प्रमुख स्रोत

प्रायः जैव-चिकित्सीय अपशिष्ट अस्पतालों, उपचर्या गृहों, क्लीनिकों, विकृति विज्ञान/सूक्ष्म जीव विज्ञान प्रयोगशालाओं, रक्त बैंकों, पशु-गृहों और पशु चिकित्सा संस्थानों में पैदा होता है। इस प्रकार का अपशिष्ट घर में भी पैदा हो सकता है यदि किसी रोगी की घर पर चिकित्सा परिचर्या की जा रही है। जैसे- डायलिसिस इंसुलिन इंजेक्शन, ड्रेसिंग सामग्री आदि।

अस्पताली अपशिष्ट का वर्गीकरण और श्रेणियाँ

लगभग 75 प्रतिशत से 90 प्रतिशत चिकित्सीय अपशिष्ट उतना ही हानिरहित होता है जितना कोई भी अन्य म्युनिसिपल अपशिष्ट। बाकी का 10 प्रतिशत से 25 प्रतिशत अपशिष्ट अन्य प्रकार के कचरों से भिन्न होता है, जो कि मनुष्य और पशुओं के स्वास्थ्य के लिए हानिकारक है और पर्यावरण को भी नुकसान पहुँचाता है। स्मरण रहे कि यदि इन दोनों प्रकार के कचरों को एक साथ मिला दिया जाये तो पूरा का पूरा अपशिष्ट हानिकारक बन जाता है।

चार्ट 1.1: अस्पताली अपशिष्ट का वर्गीकरण

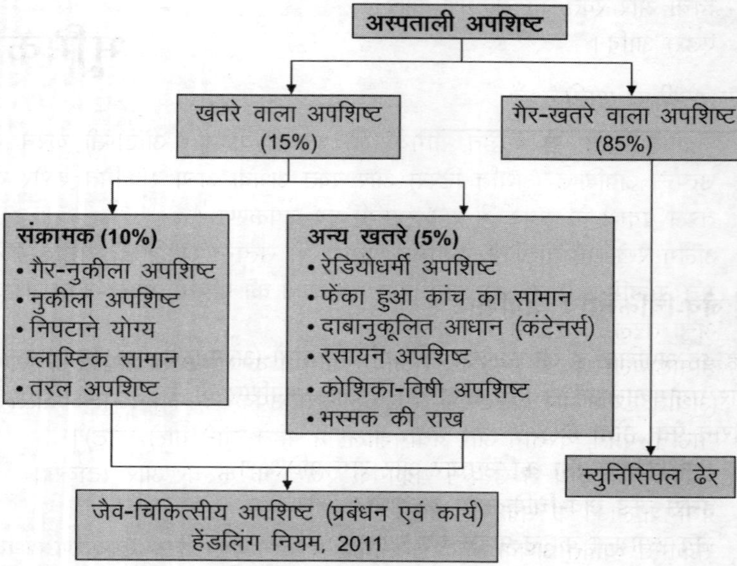

जैव-चिकित्सीय अपशिष्ट को आगे और निम्नलिखित श्रेणियों में वर्गीकृत किया जा सकता है:

1. संक्रामक
2. हानिकारक
3. कोशिका-विषी
4. रासायनिक

संक्रामक

संक्रामक अपशिष्ट में रोगाणु (पैथोजेन्स), जीवाणु, विषाणु, परजीवी या काई की सघनता और मात्रा इतनी हो सकती है कि जल्द बीमारी पकड़ लेने वाले लोगों में रोग पनप सकते हैं।

संक्रामक रोग से पीड़ित किसी रोगी के संपर्क में जो अपशिष्ट रहता है उसमें सूक्ष्म रोगाणु होते हैं जो उस रोग को किसी अन्य व्यक्ति तक पहुंचा देते हैं। इस प्रकार लगने वाले कुछ रोग निम्नलिखित हैं:

- यकृतशोथ (हेपेटाइटिस) ए, बी, सी, डी, और ई
- जठरांत्रशोथ और मियादी बुखार
- क्षयरोग

- ऑपरेशन के बाद घावों का संक्रमण
- त्वचा और रक्त का संक्रमण, और
- एड्स आदि।

इस श्रेणी में शामिल हैं:

- संक्रामक रोगों से पीड़ित रोगियों की शल्यक्रिया और ऑटोप्सी करने से उत्पन्न अपशिष्ट (अर्थात् टिस्सू और रक्त अथवा अन्य संक्रमित शरीर के तरल पदार्थ के संपर्क में रही सामग्री एवं उपकरण)।
- अलग रखे गए वार्डों में संक्रमित रोगियों से उत्पन्न अपशिष्ट (अर्थात् मल, मूत्र, संक्रमित अथवा ऑपरेशन किए गये घावों की पट्टियाँ, मानव-रक्त अथवा अन्य तरल पदार्थों से सने कपड़े)।
- हीमोडायलेसिस पर रखे गये संक्रमित रोगियों के संपर्क से उत्पन्न अपशिष्ट (अर्थात् टयूब और फिल्टर जैसे डायलेसिस उपकरण, फेंकने योग्य तौलिए, गाऊन, एप्रेन, दस्ताने और प्रयोगशाला में पहने जाने वाले कोट)।
- प्रयोगशाला कार्य से उत्पन्न संक्रामक एजेंटों के कल्चर और स्टॉक्स।
- प्रयोगशालाओं के संक्रमित जीव।
- संक्रमित व्यक्ति अथवा जीवों के संपर्क में रहने वाले अन्य उपकरण अथवा सामग्री।

हानिकारक

यह खतरा तेज धार वाले जैव-चिकित्सीय अपशिष्ट से हो सकता है जिसके कारण घाव हो सकता है जिसमें सुइयाँ, अधस्त्वक (हाइपोडर्मिक) सुइयाँ, छुरी और अन्य ब्लेड, चाकू, इन्फ्यूज़न सैट, आरियाँ, टूटे कांच की शीशियाँ, एम्प्यूल और नाखून। ये वस्तुएं संक्रमित हों अथवा न हों परन्तु इन्हें प्रायः स्वास्थ्य परिचर्या अपशिष्ट में सबसे खतरनाक माना जाता है।

इनसे घाव हो जाते हैं, जिसके फलस्वरूप जटिलताएं पैदा हो जाती हैं। तेज धार वाला अपशिष्ट संक्रामक भी हो सकता है और निम्नलिखित संक्रामक रोग फैला सकता है:

- टेटनस
- एड्स
- हेपेटाइटिस
- सेप्टिसीमिया
- घाव संक्रमण

कोशिका-विषी

कुछ औषधियाँ अथवा अन्य पदार्थ कोशिका (शरीर की ढांचागत और कार्यात्मक इकाई) को जख्मी कर सकते हैं। कोशिका-विषी अपशिष्ट में आषधि तैयार करने और संचालन के दौरान संदूषित वस्तुएं शामिल होती हैं जो इस प्रकार हैं– सिरिंज, सूइयों की मापक शीशियाँ और पैकेजिंग, ऐसी औषधियाँ जिनके उपयोग की तिथि समाप्त हो गई है, वार्डो से लौटा हुआ फालतू (बचा हुआ) घोल और दवाइयाँ। इसमें रोगियों का मल-मूत्र और उल्टी भी शामिल होती है जिसमें उपयोग की गई कोशिका-विषी औशधियों अथवा उनके चयापचय का अधिक खतरा हो सकता है और जिसे औषध लेने के बाद कम से कम 48 घंटे और कभी-कभी एक सप्ताह के लिए जीनोविषी (जीनोटोक्सिक) माना जाना चाहिए। इनमें से ध्यान देने योग्य ये हैं:

- केंसर-रोधी औषधियां
- तेज तेजाब तथा क्षार
- तेज फिनायल
- रेडियो-धर्मी सामग्री ।

कोशिका-विषी एजेंट निम्नलिखित प्रभाव डाल सकते हैं:

- रोगरोधक शक्ति का दब जाना
- रक्त की कमी हो जाना
- बिम्बाणु अल्पता हो जाना (थ्रोम्बोसाइटोपीनिया)
- व्रण (अल्सर)
- कैंसर
- गर्भ-संबंधी असामान्यताएं
- अनुवांशिक असमान्यताएं जिनके कारण विभिन्न रोग हो सकते हैं।

रसायन

खतरे वाले रसायन प्रायः प्रयोगशाला के अपशिष्ट अथवा अन्य पदार्थों से उत्पन्न होते हैं। इसमें ये शामिल हैं:

- रसायन चिकित्सीय अपशिष्ट
- फोटोग्राफी के रसायन
- फार्मल्डीहाइड और अन्य रोगाणुनाशक
- भारी धातुएं (जैसे पारा)
- बेहोशी की फालतू गैसें

- अन्य जीव-विष और जंग वाले पदार्थ
- विकिरणधर्मी रसायन
- रंगाई की सामग्री
- कीटनाशक (जैसे डी डी टी)

रासायनिक अपशिष्ट में रोग निदानकारी और परीक्षणात्मक कार्य से और सफाई, हाउसकीपिंग और संक्रमण-रहित करने जैसी प्रक्रियाओं के कारण फेंके गए ठोस, द्रव एवं गैसीय रसायन होते हैं।

स्वास्थ्य परिचर्या से होने वाला अपशिष्ट नुकसानदायक अथवा नुकसानरहित हो सकता है। रसायन अपशिष्ट से संक्षारण हो सकता है, जहर फैल सकता है, चमड़ी रोग और केंसर आदि हो सकते हैं।

इसे नुकसानदेह माना जा सकता है यदि यह निम्नलिखित प्रकार का हो:

- विषालु
- जंग खाने वाला
- ज्वलनशील
- प्रतिक्रियात्मक (विस्फोटक, पानी से प्रतिक्रिया करने वाला, झटके के प्रति संवेदनशील)
- जीनीविशालु (जैसे कोशिका-विषी दवाएं)

यदि इस अपशिष्ट को उपयुक्त रूप से संसाधित किए बगैर बहा दिया जाये तो यह मल वाले पानी के जीवाणु के लिए भी नुकसानदेह होगा।

जैव-चिकित्सीय अपशिष्ट से रोग फैलने के रास्ते

- सांस के द्वारा
- मुख के रास्ते से
- घावों के संक्रमण द्वारा
- श्लेष्मा झिल्लियों द्वारा सोख लेने पर
- चोट तथा इसके बाद संक्रमण होने पर

जैव-चिकित्सीय अपशिष्ट से जुड़े रोग

- एड्स
- हपेटाइटिस (यकृतशोथ)
- आंत्रशोथ, आंत्र ज्वर (टाइफाइड बुखार)
- त्वचा संक्रमण
- सेप्टीसीमिया

- क्षयरोग
- टेटनस
- केंसर
- आनुवंशिक / गर्भ-संबंधी असमान्यताएं।

इस अपशिष्ट के खतरे में आने वाले लोग

विभिन्न प्रकार के लोगों पर जैव-चिकित्सीय अपशिष्ट के बुरे प्रभाव हो सकते हैं। इस प्रकार कोई भी (आम जनता सहित) इन बुरे प्रभावों से पीड़ित हो सकता है। लेकिन, स्वास्थ्य परिचर्या प्रदान करने वाली संस्था (अस्पताल, नर्सिंग होम आदि) से जुड़े लोगों को इनसे ज्यादा खतरा होता है। निम्नलिखित तरह के व्यक्ति बहुत ही आसानी से इन बुरे प्रभावों का शिकार बन सकते हैं-

- मेडिकल डॉक्टर, नर्से, कंपाउंडर, मरहम पट्टी करने वाले, ऑपरेशन थियेटर सहायक, प्रयोगशाला सहायक, वार्ड बॉय, आया, सफाई कर्मचारी, जैव चिकित्सीय अपशिष्ट का काम करने वाले व्यक्ति आदि।
- स्वास्थ्य परिचर्या संस्थाओं में या घर पर परिचर्या प्राप्त करने वाले रोगी।
- स्वस्थ्य परिचर्या संस्थाओं के आगंतुक / परिचारक अथवा घर पर परिचर्या करने वाले।
- स्वास्थ्य परिचर्या संस्थाओं से जुड़ी सहायक सेवाओं के कार्यकर्ता, जैसे- लाउंड्री, कचरे और परिवहन का काम करने वाले।
- कूड़ा बीनने वाले व्यक्ति।

अध्याय

2

सुरक्षा के उपाय

विश्व स्वास्थ्य संगठन (1999) के अनुसार, एच आई वी/एड्स और हैपेटाइटिस बी और सी जैसे विषाणुजन्य गंभीर संक्रमणों के संबंध में, स्वास्थ्य परिचर्या कर्मियों, विशेषकर नर्सों को संदूषित तेज धार वाले औजारों (अधिकतर अंदरूनी त्वचा में लगाई जाने वाली सुइयों) से लगने के कारण सबसे ज्यादा संक्रमण होने का खतरा है।

पिछले अध्याय में हमने देखा कि जैव-चिकित्सीय अपशिष्ट हानिरहित नहीं है। यह खतरनाक तो है ही साथ ही कई बार जानलेवा भी हो सकता है। इस संबंध में पिछले कुछ समय में दुनियाभर में जो तथ्य सामने आए हैं, वे इस प्रकार हैं:

- 1992 में, फ्रांस में आठ व्यक्तियों को एच आई वी संक्रमण उनके व्यवसाय से जुड़े खतरों के कारण हुआ था। इनमें से दो मामलों में कचरे में काम करने वालों को लगे घावों के जरिए रोग फैला।
- जून, 1994 में, संयुक्त राज्य अमेरिका में एच आइ वी संक्रमण के 39 मामलों में से 34 में संक्रमण किसी तेज धार वाले जैव-चिकित्सीय अपशिष्ट के द्वारा लगी चोट के कारण होना बताया गया था। चार मामलों में, संक्रमित खून के संपर्क में त्वचा या श्लेष्मा झिल्ली के आने के कारण संक्रमण हुआ।
- जून, 1996 तक, संयुक्त राज्य अमेरिका में व्यावसायिक एच.आई.वी. संक्रमण के आवर्ती पहचान किये गये मामले बढ़कर 51 हो गये और ये सभी रोगी नर्सें, डॉक्टर या प्रयोगशाला सहायक थे।
- ऐसा अनुमान है कि अमेरिका में प्रति वर्ष 86,000 से लेकर 1,60,000 तक स्वास्थ्य परिचर्या-कर्मी तेज धार वाले जैव-चिकित्सीय कचरे से घायल हो जाते हैं। इनमें से लगभग 164 से लेकर 323 तक व्यक्तियों में बाद में हैपेटाइटिस बी (यकृत-शोथ बी) संक्रमण हो जाता है।

- ऐसा अनुमान है कि जापान में अंदरूनी त्वचा में सुई लगाने के बाद एच आई वी और हैपेटाइटिस बी संक्रमण होने का जोखिम क्रमशः 0.3 प्रतिशत तथा 3 प्रतिशत है।
- भारत में कूड़ा बीनने वाले लगभग 66 प्रतिशत व्यक्ति जैव-चिकित्सीय कचरे के कारण चोट लगने (या घाव) से पीड़ित हैं।
- संयुक्त राज्य अमेरिका में किसी अस्पताल के एक हाउसकीपर को सुई का घाव लगने से स्टेफिलोकॉकल बैक्टीरिमीया और अन्तर्हद्शोथ (एन्डोकार्डाईटिस) रोग हो गये।
- ऊपर दिये गये ज्यादातर आंकड़े विकसित देशों के हैं। दुर्भाग्यवश हमारे यहाँ भारत में इस प्रकार के हादसों की सूचना देने की कोई कारगर प्रणाली नहीं है। लेकिन कोई भी यह अनुमान लगा सकता है कि यदि विकसित देशों में हालत इतनी भयानक है तो हमारे देश में क्या हालत होगी।

अब तक यह स्पष्ट हो गया होगा कि जैव-चिकित्सीय अपशिष्ट के खतरों से कोई भी प्रभावित हो सकता है। चिकित्सा के पेशे से जुड़े लोगों के इनसे प्रभावित होने की विशेष तौर पर संभावना होती है। इसलिए, जैव-चिकित्सीय कचरे का काम करते समय हम में से हर एक को बचाव के कुछ उपाय अपनाना जरूरी है। बचाव के उपायों का इस्तेमाल करना बहुत ही आसान और सुविधाजनक है। यदि इन उपायों का सही तरीके से इस्तेमाल किया जाये तो ये उपाय काफी प्रभावी सिद्ध होंगे।

जैव-चिकित्सीय अपशिष्ट प्रबंधन के उद्देश्य

1. एक रोगी से दूसरे रोगी को, रोगी से स्वास्थ्य-कर्मी को तथा स्वास्थ्य-कर्मी से रोगी को रोग लगने की रोकथाम
2. इस जैव-चिकित्सीय कचरे का काम करते हुए स्वास्थ्य परिचर्या कर्मियों और सहायक सेवाओं के कार्यकर्ताओं को चोट से बचाना, और
3. जहाँ तक हो सके, कोशिका-विषी (साइटोटॉक्सिक), जीनोटॉक्सिक तथा रासायनिक जैव-चिकित्सीय कचरे से आमतौर पर हो जाने वाले नुकसानदेह प्रभावों की रोकथाम।

इन उद्देश्यों को प्राप्त करने के लिए, स्वास्थ्य परिचर्या कर्मी के पास जब भी आवश्यकता पड़े, व्यक्तिगत बचाव की अनेक विधियाँ उपलब्ध होनी चाहिए और उसे इन्हें इस्तेमाल करने के लिए तैयार होना चाहिए और उसे अनेक दूसरी सावधानियाँ भी बरतनी चाहिए। यदि एक बार ऐसी आदत बना ली जाए तो ऐसा करना मुश्किल नहीं होगा।

व्यक्तिगत बचाव के उपकरण (चित्र 2.1)

बचाव की महत्वपूर्ण विधियाँ इस प्रकार हैं–

- मोटी तह वाले दस्ताने
- टोपी और मुखपट्टी (मास्क)/मुखावरण (फेस मास्क)
- गाउन/एप्रेन (पूरी बाजू की कमीजें)
- मोटे सोल वाले घुटनों तक ऊंचे जूते (गमबूट)
- सादा चश्मा/बड़े रंगीन चश्में (गॉगल्स)
- सुरक्षा कवच (शील्ड)

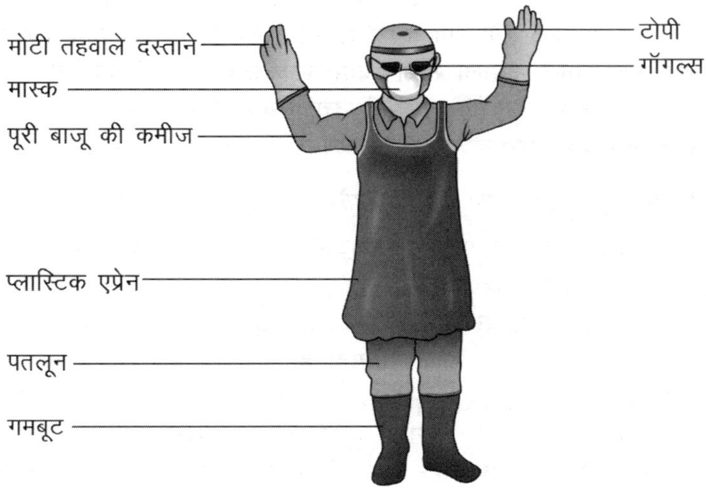

चित्र 2.1: व्यक्तिगत बचाव के उपकरण

दस्ताने

ये हाथों को सुरक्षित रखने के लिए होते हैं। ये एक व्यक्ति से दूसरे व्यक्ति को रोग लगने की रोकथाम करते हैं। दस्तानों का सही इस्तेमाल निम्न तरीके से हो सकता है–

1. इन्हें तब पहनें जब–
   (क) चीर-फाड़ का कोई काम कर रहे हों,
   (ख) रोगी को पट्टी कर रहे हों,
   (ग) खून या शरीर के अन्य स्रावों के संपर्क में आने पर
   (घ) तेज धार वाले औजारों और रसायनों के साथ काम करते हुए।

2. दस्ताने इस्तेमाल करने से पहले तथा बाद में हाथों को साबुन और पानी से धोएं।
3. दस्ताने पहनने के बाद, जिस काम के लिए आपने दस्ताने पहने हों, उसके अलावा किसी अन्य वस्तु को न छुएं।
4. वैसे तो दस्ताने प्रत्येक रोगी की जांच अथवा परिचर्या के बाद बदल देने चाहिए। परन्तु यदि ऐसा करना संभव न हो तो दस्ताने चढ़े हाथों को एक मिनट तक एक प्रतिशत सोडियम हाइपोक्लोराइट के घोल में डुबाएं तथा तभी अगले रोगी की जांच करें।
5. इस्तेमाल किए हुए दस्तानों का निपटान सही प्रक्रिया अपनाकर करें। पहले इन्हें एक प्रतिशत सोडियम हाइपोक्लोराइट के घोल में 30 मिनट के लिए रखें, फिर उनका असली स्वरूप बदलने के लिए केंची से काट दें।
6. कचरे का काम करने वाले कर्मी जैव-चिकित्सीय कचरे का काम करते समय मोटी तह वाले दस्तानों का प्रयोग करें।

टोपी, मुखपट्टी/मुखावरण (मास्क/फेस मास्क) और चोगा (गाउन)

ये सब विधियाँ शरीर को संक्रमण से बचाने के लिए हैं। इनका सही इस्तेमाल इस प्रकार से करना चाहिए–

1. मास्क को इस तरह से पहनें जिससे यह मुख और नाक को ढक ले। यदि यह खून या शरीर के स्रावों से गंदा हो जाए तो इसे तुरन्त बदल देना चाहिए।
2. एप्रेन/गाउन शरीर को गर्दन से घुटने तक ढके होना चाहिए।
3. इन सब को तब जरूर पहनें जब आपके शरीर पर खून/शरीर के स्रावों के छींटें गिरने की संभावना हो।
4. प्रसव कराने (बच्चे के पैदा होने) के दौरान और सभी ऑपरेशनों के दौरान इन्हें पहनें।
5. वार्डों में काम करते समय कम से कम टोपी और मास्क जरूर पहनें।
6. इनकी सफाई के लिए, इन्हें 30 मिनट तक एक प्रतिशत सोडियम हाइपोक्लोराइट के घोल में रखें और तब काफी साबुन और पानी से धोएं। सुखाने के बाद इन्हें भाप दें (ऑटोक्लेव करें)।

मोटे सोल वाले गमबूट

ऑपरेशन थियेटर तथा प्रसव कक्षों (लेबर रुम) में काम करते समय गमबूटों का इस्तेमाल किया जाना चाहिए। ये गमबूट अपने पर छलके हुए पदार्थों से तथा

तेज धार वाले जैव-चिकित्सीय कचरे की चोट से (और इस तरह रोग फैलने से) बचाव करते हैं। भस्मक (इनसिनिरेटरों) पर और दबाने वाली जगहों (लैंडफिल साइटों) पर काम करने वालों के लिए ये गमबूट पहनने बहुत ही जरूरी हैं।

सादा चश्मा/बड़ा रंगीन चश्मा (गोगल्स)

दांतों की सर्जरी, हड्डियों की सर्जरी करते हुए तथा यदि यह पता हो कि रोगी एच आई वी से पीड़ित है तो रंगीन चश्में (गोगल्स या सादे चश्मे) पहनने चाहिए। जैव-चिकित्सीय कचरे का काम करने वालों को सादा चश्मा या बड़े रंगीन चश्में अवश्य पहनने चाहिए।

बचाव कवच (शील्ड)

विकिरण के खतरे की संभावना वाले वातावरण (जैसे कि रेडियोलॉजी और रेडियोथेरेपी विभाग) में काम करते समय प्रत्येक व्यक्ति को बचाव कवच (शील्ड) पहनना चाहिए यह कवच विकिरण से होने वाले खतरों से बचाव करता है। रेडियोलॉजी विभाग में काम कर रहे व्यक्तियों को विकिरण के खतरे की सीमा का पता लगाने के लिए एक डोसीमीटर भी पहनना चाहिए।

अन्य सुरक्षा उपाय

- जैव-चिकित्सीय कचरे का काम करने वाले व्यक्तियों सहित अस्पताल के सभी कर्मचारियों को टेटनस और हैपेटाइटिस बी का टीका लगाया जाना चाहिए।
- सुइयों और तेज धार वाली अन्य वस्तुओं का इस्तेमाल करते समय अत्यंत सावधानी बरतनी चाहिए, क्योंकि तेजधार वाली वस्तुओं से लगने वाली चोट ज्यादातर उनका इस्तेमाल करते समय और उनका निपटान करने के दौरान लगती है।
- तेज धार वाली वस्तुओं को काउंटरों, खाने की ट्रे, बिस्तरों पर ऐसे ही नहीं छोड़ देना चाहिए क्योंकि इनसे गहरी चोट लग सकती है।
- कांच और सुइयों को हाथों से तोड़ना-मरोड़ना नहीं चाहिए क्योंकि इससे अचानक चोट लग सकती है।
- तेज धार वाली वस्तुओं को इस्तेमाल करने के बाद वहीं पर अलग करें और इसके बाद ऐसे डिब्बे में रखें जिसे वे वस्तुएं चुभ न सकें।
- इस्तेमाल की जाने वाली सभी वस्तुओं को कम से कम आधे घंटे तक एक प्रतिशत सोडियम हाइपोक्लोराइट के घोल में जरुर डुबाए रखें ताकि इन्हें पूरी तरह संक्रमणरहित किया जा सके।

- जहाँ तक संभव हो सके, स्वयं को विकिरण के सीधे असर से बचाएं।
- एच आई वी से पीड़ित या हैपेटाइटिस बी से पीड़ित रोगियों की परिचर्या करते समय सम्पूर्ण सावधानियाँ बरतें–
  - इन रोगियों की परिचर्या करते समय हमेशा दो जोड़े दस्ताने पहनें
  - टोपी, मॉस्क और एप्रेन पहनें।
  - ऑपरेशन थियेटर में गोगल्स/चश्मा जरूर पहनें।
  - ऑपरेशन थियेटर में नर्स, डॉक्टर को या डॉक्टर नर्स को औजार हाथ से न दें बल्कि उन्हें औजार एक-दूसरे को पकड़ाने के लिए एक ट्रे या चिलमिल का इस्तेमाल करना चाहिए। औजारों को नुकीले/धारदार कोनों से न पकड़ें।

प्राथमिक सहायता बॉक्स (फर्स्ट एड बाक्स) और आपातकालिक दवाईयां उपलब्ध होनी चाहिए।

दुर्घटना के उपरांत किए जाने वाले उपाय

1. तेज धार वाले औजारों का इस्तेमाल करते वक्त अत्यंत सावधानी बरतनी चाहिए। अगर (संक्रमित) तेज धार वाले औजार या टूटे कांच से चोट लग जाती है तो घाव को तुरंत पहले लवण के घोल (सेलाइन) से और फिर स्प्रिट या पोवीडोन आयोडीन (बीटाडिन) से साफ करें। डॉक्टर को दिखाएं। घाव की पट्टी करना जरूरी होगा। टेटनेस टोक्साइड (टी टी) का टीका लगाने की सलाह दी जाती है।
2. यदि शरीर पर कोई नुकसानदेय घोल गिर जाता है तो गंदे हो गये कपड़ों को उतार दें और जिस अंग पर घोल गिर जाता है उसे काफी पानी से धोएं। उस पर जलन न करने वाली एंटीसेप्टिक क्रीम लगाएं और तुरंत डॉक्टर को दिखायें। आंखों में यह घोल गिर जाने पर, आंखों को पानी से धोएं लेकिन मलें नहीं। जल्द से जल्द डॉक्टर को दिखायें।

कूड़ा बीनने वाले व्यक्ति

कूड़ा बीनने वाले व्यक्ति, जैव-चिकित्सीय कचरे में से इस्तेमाल करके फेंक दी जाने वाली चीजें (सिरिंजें, आई वी सैट, खून की थैलियों, मूत्र-थैलियाँ आदि) अक्सर इकठ्ठा करते हैं। इन वस्तुओं को दोबारा पैक करके बेचे जाने की संभावना रहती है। इनकी कीमत बहुत कम होने के लालच में लोग इन्हें खरीदतें हैं। लेकिन ये सभी वस्तुएं इस्तेमाल करने वालों को रोगी बना सकती हैं।

कानूनी तौर पर ऐसी किसी वस्तु को सरकारी आज्ञा के बिना वैसे ही ठीक-ठाक करके दोबारा बेचना अपराध है, क्योंकि ऐसा करने से किसी इंसान के लिए यह जानलेवा साबित हो सकती है। हालांकि कूड़ा बीनने वालों की गरीबी की हालत पर मानवता के आधार पर सोच-विचार होना चाहिए लेकिन उनके स्वास्थ्य के साथ-साथ अन्य लोगों के स्वास्थ्य की सुरक्षा को देखते हुए इस धंधे को करते रहने की इजाजत उन्हें नहीं दी जा सकती। सभी लोगों पर गैर कानूनी तरीके से चीजों को ठीक-ठाक कर पुनः बेचने पर सख्ती से रोक लगाई जानी चाहिए।

अध्याय

3

जैव-चिकित्सीय अपशिष्ट निपटान-प्रक्रिया संबंधी कानून

कानूनः क्या और किसके लिए?

जैव-चिकित्सीय अपशिष्ट का सुरक्षित तरीके से निपटान करना हमारे देश में अब कानूनन जरूरी है। इस बारे में भारत सरकार ने पहले तो वर्ष 1986 में एक पर्यावरण (सुरक्षा) अधिनियम बनाया और जुलाई 1998 व अगस्त 2011 में जैव चिकित्सीय अपशिष्ट के प्रबंधन के लिए और इसके संपर्क में काम करने के बारे में नियमों को अधिसूचित किया।

केन्द्रीय सरकार ने लोक हित में और पर्यावरणीय तथा स्वास्थ्य चिंताओं का समाधान करने के लिए पूर्व में प्रकाशित नियमों का विहित प्राधिकारियों को और अधिक प्रभावी रूप में नियमों का कार्यान्वन करने हेतु समर्थ बनाने के लिए पुनर्विलोकन किया गया जिससे जैव-चिकित्सा अपशिष्ट में कमी आये और इसका समुचित उपचार और व्ययन भी हो सके तथा इन अपशिष्टों का पर्यावरणीय दृष्टि से ठीक प्रबंधन सुनिशचित किया जा सके। यह प्रारूप नियम 24 अगस्त, 2011 को प्रकाशित किया गया।

1998 व 2011 में जो खास विभिन्नता है (तालिका 3.1) वह इस प्रकार है—

ये नियम उन सभी व्यक्तियों पर लागू होते हैं जो किसी भी रूप में इस जैव-चिकित्सीय कचरे को पैदा करते हैं, इकठ्ठा करते हैं, प्राप्त करते हैं, भंडार करते हैं, लाते-ले-जाते हैं, निपटान करते हैं या इसके संपर्क में काम करते हैं। इन नियमों के अनुसार, जैव-चिकित्सीय अपशिष्ट पैदा करने वाली प्रत्येक संस्था, जिसमें कि अस्पताल, नर्सिंग होम, क्लीनिक, औषधालय, पशु-चिकित्सा संस्थाएँ, पशु-गृह, विकृति विज्ञान प्रयोगशाला और रक्त बैंक शामिल हैं, के प्रत्येक पदाधिकारी का यह कर्तव्य है कि वह यह सुनिश्चित करने के लिए सभी कदम उठाए कि ऐसे कचरे का काम इस तरह किया जाए कि मनुष्य के स्वास्थ्य और पर्यावरण पर कोई भी बुरा असर न पड़े।

तालिका 3.1: जैव-चिकित्सा अपशिष्ट (प्रबंधन और हथालन) में विभिन्नता

जैव-चिकित्सा अपशिष्ट (प्रबंध और हथालन) नियम, जुलाई, 1998 [(BMW) M+H]	जैव-चिकित्सा अपशिष्ट (प्रबंधन और हथालन) नियम, अगस्त, 2011
1. केवल 1000 बेड से ज्यादा वाले अधिभोगी को प्राधिकार की आवश्यकता होती थी।	प्रत्येक अधिभोगी को प्राधिकार की आवश्यकता है।
2. ऑपरेटर की कोई दायित्व (Duties) नहीं थी।	खास दायित्व प्रचालक के लिए।
3. वार्षिक रिपोर्ट के लिए कोई खास फार्म नहीं था।	वार्षिक रिपोर्ट के लिए फार्म दिया गया है। अधिभोगी विहित प्राधिकारी को हर 31 जनवरी तक अपनी सूचना भेजनी होगी। 31 मार्च को केन्द्रीय प्रदूषण नियंत्रण बोर्ड आगे पूरा करके 30 जून तक पर्यावरण और वन मंत्रालय भारत सरकार को भेजेंगे।
4. पहले वाले नियम केवल 1000 बेड से ऊपर वाले अस्पतालों के लिए थे।	अब जो नियम हैं वे प्रत्येक स्वास्थ्य देख-रेख सुविधाओं एवं स्वास्थ्य देख-रेख प्रतिष्ठान के लिए अनिवार्य है।
5. फार्म VI नहीं था।	फार्म VI समान जैव-चिकित्सा अपशिष्ट उपचार सुविधा के प्रचालक द्वारा तत्काल विहित प्राधिकारी को सूचित किया जाए तथा प्रत्येक मास के पहले सप्ताह तक पिछले मास की विधि प्राधिकारी को प्रस्तुत की जाए।

कानून की व्यवस्थाएँ

इन अधिसूचित नियमों के अनुसार, जैव-चिकित्सीय अपशिष्ट अन्य प्रकार के कचरे के साथ इकठ्ठा नहीं मिलाना चाहिए। इस कचरे को इसके पैदा होने की जगह पर ही छांटकर निर्दिष्ट डिब्बों/थैलों में रखना होगा। हर एक डिब्बे पर स्पष्ट लेबल भी लगा होना चाहिए। इस कचरे को केवल निर्दिष्ट वाहनों में ही ले जाया जाना चाहिए, और गैर-शोधित चिकित्सीय कचरे को 48 घंटे से ज्यादा अवधि तक भंडारित करके नहीं रखा जाना चाहिए। जैव-चिकित्सीय कचरे के विभिन्न वर्गों के शोधन तथा निपटान की विशिष्ट विधियाँ भी इन नियमों में निर्धारित की गई हैं (चित्र 3.1 से चित्र 3.3)।

इन नियमों में सक्षम प्राधिकरण के गठन, प्राधिकृत करने के तरीके, सलाहकार समिति की संरचना, वार्षिक रिपोर्ट, रिकार्डों के रख-रखाव, दुर्घटना की सूचना देने आदि के बारे में भी विस्तृत मार्ग-निर्देश दिए गये हैं।

साझा जैव-चिकित्सा अपशिष्ट उपचार सुविधा के अधिभोगी/प्रचालक को अपशिष्ट प्रबंधन प्रणाली की पर्याप्तता प्रदर्शित करने के लिए समर्थ बनाने हेतु प्रारूप 4 में एक साल की परीक्षण अवधि हेतु अंतिम प्राधिकार प्रदान किया जायेगा। परीक्षण अवधि के दौरान समाधानप्रद निष्पादन होने पर, प्राधिकार का पांच वर्ष और अवधि के लिए नवीकरण किया जायेगा और आवश्यक हुई तो और पांच साल की अवधि के लिए नवीकरण हो सकता है।

जैव-चिकित्सीय अपशिष्ट (प्रबंधक एवं कार्य) नियम 2011 में छः अनुसूचियाँ व छः तरह के फार्म हैं जिनको मानना अनिवार्य है।

अनुसूची–1 : जैव-चिकित्सीय अपशिष्ट का आठ विभिन्न वर्गों में वर्गीकरण किया गया है।

अनुसूची–2 : जैव-चिकित्सीय अपशिष्ट के प्रत्येक वर्ग के लिए प्रयोग किये जाने वाले कंटेनरों का प्रकार और रंग का कोड।

अनुसूची–3 : कंटेनर/थैले पर लगाये जाने वाले लेवल का प्रोफार्मा।

अनुसूची–4 : अपशिष्ट के कंटेनर/थैलों के परिवहन-संबंधी लेवल का प्रोफार्मा।

अनुसूची–5 : अपशिष्ट के परिशोधन और निपटान-संबंधी मानक।

अनुसूची–6 : प्राधिकरणें और तत्स्थानी कर्तव्यों की सूची।

फार्म्स/प्रारूप

फार्म 1 : प्राधिकारी पत्र के लिए आवेदन का फॉर्मेट

फार्म 2 : वार्षिक रिपोर्ट का फॉर्मेट

फार्म 3 : दुर्घटना की सूचना देने संबंधी फार्मेट

फार्म 4 : जैव-चिकित्सा के संग्रहण, ग्रहण, उपचार, भंडारण, परिवहन और व्ययन हेतु सुविधा के प्रचालन के लिए प्राधिकार।

फार्म 5 : विहित प्राधिकारी या राज्य या संघ राज्य क्षेत्र स्तरीय प्राधिकारी के रूप में कार्यरत प्रदूषण नियंत्रण बोर्ड के जिला या क्षेत्रीय कार्यालय स्तर पर विहित प्राधिकारी द्वारा जारी आदेश के विरूद्ध अपील करने के लिए आवेदन।

फार्म 6 : समान जैव-चिकित्सा अपशिष्ट उपचार सुविधा के प्रचालक द्वारा तत्काल विहित प्राधिकारी को सूचित किया जाये तथा प्रत्येक मास के पहले सप्ताह तक पिछले मास की विधि प्राधिकारी को प्रस्तुत की जाए।

श्रेणी रंग अधातु की किस्म निपटाव का विकल्प

(1) **काला थैला**

श्रेणी-8 : नगर निगम का कचरा

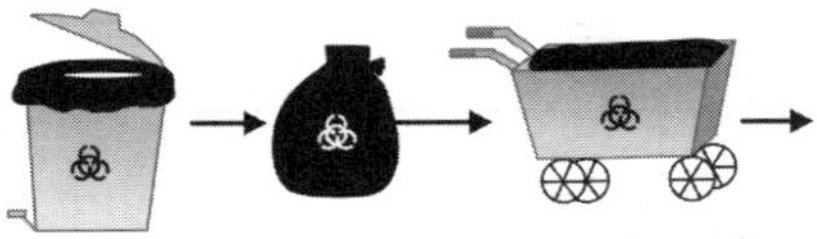

नगर निगम की सुरक्षित भूमि में डालना व दबाना

गैर क्लोरिनेटिड
काला प्लास्टिक थैला

(2) **पीला थैला**

श्रेणी-1 : मानव टिस्सुओं अवयव (आर्गन्स) व शरीर के अंग
श्रेणी-2 : पशुओं के टिस्सुओं एवं शरीर के अंग
श्रेणी-5 : बेकार दवाईयों व रूईयों टोक्सिक दवाईयां
श्रेणी-6 : ठोस संदूषित कचरा

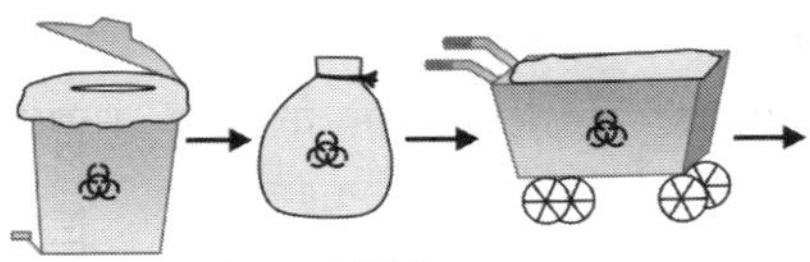

उपचार/रासायनिक परिशोधन ऑटोक्लोनिंग/माइक्रोवेविंग के बाद काट–छांट देना व कतर देना बाद में सुरक्षित जगहों में दबाना या अधिकृत पुनर्चक्रणकर्ता के माध्यम से पुनर्चक्रण अपशिष्टों का व्ययन।

गैर क्लोरिनेटिड
पीला प्लास्टिक थैला

(3) **लाल थैला**

श्रेणी-3 : सूक्ष्म जीव वैज्ञानिक एवं जैवप्रौद्योगिकीय कचरा
श्रेणी-4 : धारदार औजार
श्रेणी-7 : नष्ट करने योग्य ठोस जैसे–प्लास्टिक की बोतलें व टयूब्स आदि।

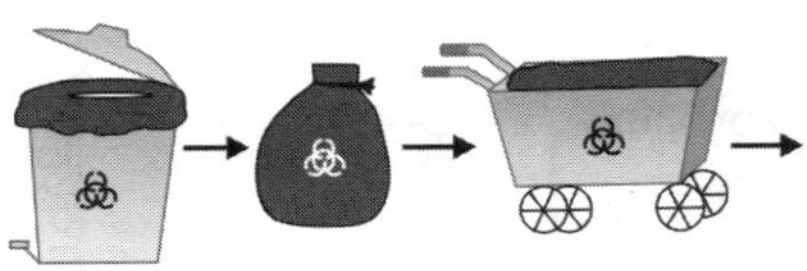

लाल गैर क्लोरिनेटिड थैला

(4) **नीला थैला**

श्रेणी-8 : केमिकल कचरा

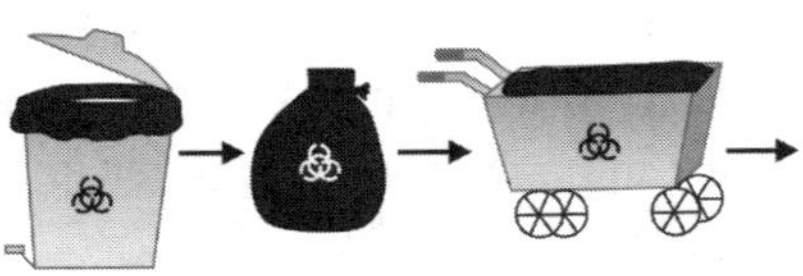

रासायनिक परिशोधन द्वारा संक्रमण रहित करना और तब नाली में बहाना व ठोस कचरे को सुरक्षित व आधारित भूमि में डालना व दबाना।

नीला गैर क्लोरिनेटिड थैला

चित्र 3.1: जैव-चिकित्सीय अपशिष्ट का निपटान
(रंगीन चित्र के लिये प्लेट संख्याः 1 देखें)

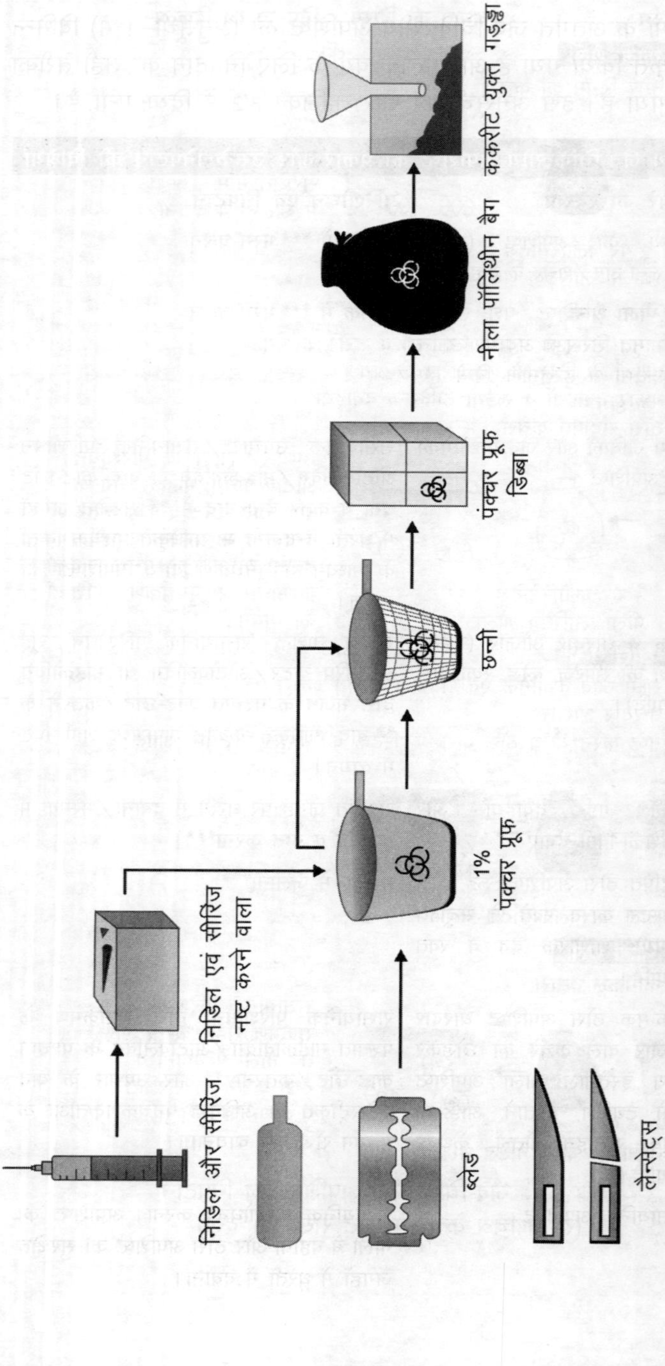

चित्र 3.2: धारयुक्त औजारों का निपटान (रंगीन चित्र के लिये प्लेट संख्या: 2 देखें)

इन नियमों के अंतर्गत जैव-चिकित्सीय अपशिष्ट को (अनुसूची–1 में) विभिन्न वर्गों में वर्गीकृत किया गया है और प्रत्येक वर्ग के लिए निपटान का सही तरीका भी सुझाया गया है। इस अनुसूची का सार तालिका 3:2 में दिया गया है।

तालिका 3.2: जैव-चिकित्सीय अपशिष्ट का प्रकार और उसके निपटान की विधियां

वर्ग	कचरे का स्वरूप	परिशोधन एवं निपटान
वर्ग–1	मनुष्य का अपशिष्ट (ऊतक, अंदरूनी अंग/शरीर के बाहरी रंग)	भस्मक में *** भस्म करना
वर्ग–2	पशु का अपशिष्ट, पशु ऊतक, अंग, मृत शरीर व प्रयोगशाला व अनुसंधान में इस्तेमाल किये हुए पशु के अंग	भस्मक में *** भस्म करना
वर्ग–3	सूक्ष्म जैविकी और जैव प्रौद्योगिकी का अपशिष्ट	रासायनिक उपचार*/रासायनिक परिशोधन ऑटोक्लेविंग/माइक्रोवेविंग के बाद काट-छांट देना व कतर देना बाद में ** सुरक्षित जगहों में धरती में दबाना या प्राधिकृत पुनर्चक्रणकर्ता के माध्यम से पुनर्चक्रण योग्य अपशिष्टों का व्ययन।
वर्ग–4	नोक व धारदार औजार (सूईयों, शीशे की सीरिंज, ब्लेड, स्कालपल इत्यादि)।	रोगाणु नाशक (रासायनिक परिशोधन) सूई और रिप कटर/ओटोक्लेविंग या माइक्रोविंग द्वारा भंजन के पश्चात काट-छांट/कतरने के ** बाद अधिकृत कंक्रीट अपशिष्ट शार्प पिट में व्ययन।
वर्ग–5	फेंकी गई दवाईयां और कोशिका-विषी दवाएं	सुरक्षित जगह पर धरती में दबाना/भस्मक में जलाना व नष्ट करना***।
वर्ग–6	संदूषित ठोस अपशिष्ट रूई, ठोस प्लास्टर कास्ट रक्त से संदूषित सामग्री, शारीरिक द्रव व रक्त इत्यादि।	भस्मक में जलाना***
वर्ग–7	संक्रामक ठोस अपशिष्ट धारदार औजार वाले कचरे को छोड़कर अन्य इस्तेमाल वाला अपशिष्ट जैसे ट्यूबिंग, दस्ताने, आई वी ट्यूब, सलाइन बोतलें, केथेटर इत्यादि।	रासायनिक परिशोधन' द्वारा विसंक्रमण के पश्चात माईक्रोवेविंग/आटोक्लेविंग के पश्चात काट-छांट/कतरना ** और उपचार के बाद रजिस्ट्रीकृत या अधिकृत पुनर्चक्रणकर्ताओं के माध्यम से अंतिम व्ययन।
वर्ग–8	रासायनिक अपशिष्ट	रासायनिक परिशोधन* करना। अपशिष्ट को नाली में बहाना और ठोस अपशिष्ट को सुरक्षित जगहों में धरती में दबाना।

टिप्पणी:

* कम से कम 1 प्रतिशत सोडियम हाईपोक्लोराइट घोल अथवा इसी तरह के किसी अन्य रासायनिक अभिकर्मक के प्रयोग से रासायनिक उपचार। यह सुनिश्चित किया जाए कि रासायनिक उपचार से विसंक्रमण सुनिश्चित हो।

** म्यूटिलेशन / शेडिंग / काट-छांट / कतरना इस प्रकार होना चाहिए कि अप्राधिकृत पुनः प्रयोग में ना लाया जाए।

*** भस्मीकरण से पूर्व कोई रासायनिक पूर्व उपचार नहीं होगा। क्लोरीनीकृत प्लास्टिक / थैलों का भस्मीकरण नहीं किया जायेगा।

**** शहरों और नगरों में जैव चिकित्सा अपशिष्ट का गहराई में दबाकर व्ययन करना निशिद्ध है। गहराई में दबाकर व्ययन की अनुमति विहित प्राधिकारी की पूर्वानमति से केवल ग्रामीण क्षेत्रों में है जहाँ सामान्य जैव-चिकित्सीय अपशिष्ट उपचार की सुविधा नहीं है। गहराई में दबाकर व्ययन की सुविधा, केन्द्रीय प्रदूषण नियंत्रण बोर्ड द्वारा समय-समय पर जारी उपबंधों और मार्ग-दर्शक सिद्धांतों के अनुसार अवस्थित की जायेगी।

भस्मकों (इन्सिनिरेटरों) के लिए मानक

क. प्रचलनात्मक मानक

1. दहन क्षमता (कम्बशन एफीशिएन्सी) कम से कम 99.00 प्रतिशत हो।
2. प्राथमिक कक्ष (चेम्बर) का तापमान 800 ± 50 डिग्री सेल्सियस हो।
3. बाद वाले कक्ष (सैकेन्डरी चेम्बर) की गैस बने रहने की सीमा चिमनी में भरी हुई गैस में कम से कम 3 प्रतिशत ऑक्सीजन के साथ ही 1050 ± 50 डिग्री सेल्सियस पर कम से कम एक सेकेंड तक की हो।

ख. उत्सर्जन मानक

पैरामीटर	संकेन्द्रण मिग्रा. / एनएम (12 प्रतिशत कार्बनडाईआक्साइड पर)
1. कणमय पदार्थ	150
2. नाइट्रोजन ऑक्साइड	450
3. एच सी एल	50

4. चिमनी की ऊंचाई से 30 मीटर ऊपर हो।
5. राख में भाप बनकर उड़ने वाले आंगिक मिश्रण 0.01 प्रतिशत से अधिक नहीं हों।

धरती के गहरे गड्ढे में दबाने के लिए मानक

लगभग 2 मीटर गहरा एक गड्ढा या खंदक खोदें। इसे कचरे से आधे तक भरा जाना चाहिए, तब इसके ऊपर 50 सेंटीमीटर ऊंचाई तक चूना भरा जाए, तब बाकी गड्ढे को मिट्टी से भर दिया जाए। यह सुनिश्चित करें कि–

- अपशिष्ट दबाने की जगहों पर पशु न पहुँच सकें।
- कलई चढ़ी लोहे/तार की जालियों के ढक्कनों का जरूर प्रयोग किया जाए। हर बार, जब गड्ढे में और अपशिष्ट डाला जाए तो कचरे को ढकने के लिए मिट्टी की 10 सेंटीमीटर की एक परत उसके ऊपर डाली जाए।
- धरती में अपशिष्ट दबाने की प्रक्रिया नजदीकी और समर्पित देखरेख में की जानी चाहिए।
- धरती में गहरे गड्ढों में दबाने वाली जगह उपेक्षाकृत अभेद्य होनी चाहिए और इस जगह के नजदीक काई उथला कुआं नहीं होना चाहिए।
- गड्ढे रिहायशी इलाकों से बहुत दूर होने चाहिए तथा ऐसी जगहों पर बनाए जाने चाहिए जिससे यह सुनिश्चित हो सके कि जमीन के ऊपर या नीचे किसी प्रकार जल संदूषण न हो पाए।
- इस क्षेत्र में बाढ़ आना या भूमि का कटाव न होता हो।
- निर्धारित प्राधिकारी धरती में अपशिष्ट गहरे दबाने की जगह के लिए स्थल प्राधिकृत करेगा।
- संस्था, धरती में अपशिष्ट गहरे दबाने के सभी गड्ढों का रिकार्ड रखेगी।

सरकार की शक्तियां

पर्यावरण (संरक्षण) अधिनियम (1986) की विभिन्न धाराओं में उल्लिखित प्रावधान के अनुसार सरकार को इन नियमों को लागू करने के लिए कुछ शक्तियां प्रदान की गई हैं। इन प्रावधानों का संक्षिप्त सार इस प्रकार है–

धारा 3: सरकार को पर्यावरण की सुरक्षा एवं सुधार के लिए विभिन्न उपाय निर्धारित करने की शक्ति प्रदान करती है।

धारा 6: पर्यावरण संबंधी प्रदूषण को नियमित करने के लिए सरकार को नियम बनाने की शक्ति प्रदान करती है।

धारा 8: जैव-चिकित्सा अपशिष्ट का काम करने वाले व्यक्तियों को कार्यवाही संबंधी सुरक्षा उपायों का अनुपालन करने के निर्देश देती है।

धारा 10: अपशिष्ट के कार्य और प्रबंधन वाले परिसरों में दाखिल होने एवं निरीक्षण करने की शक्ति प्रदान करती है।

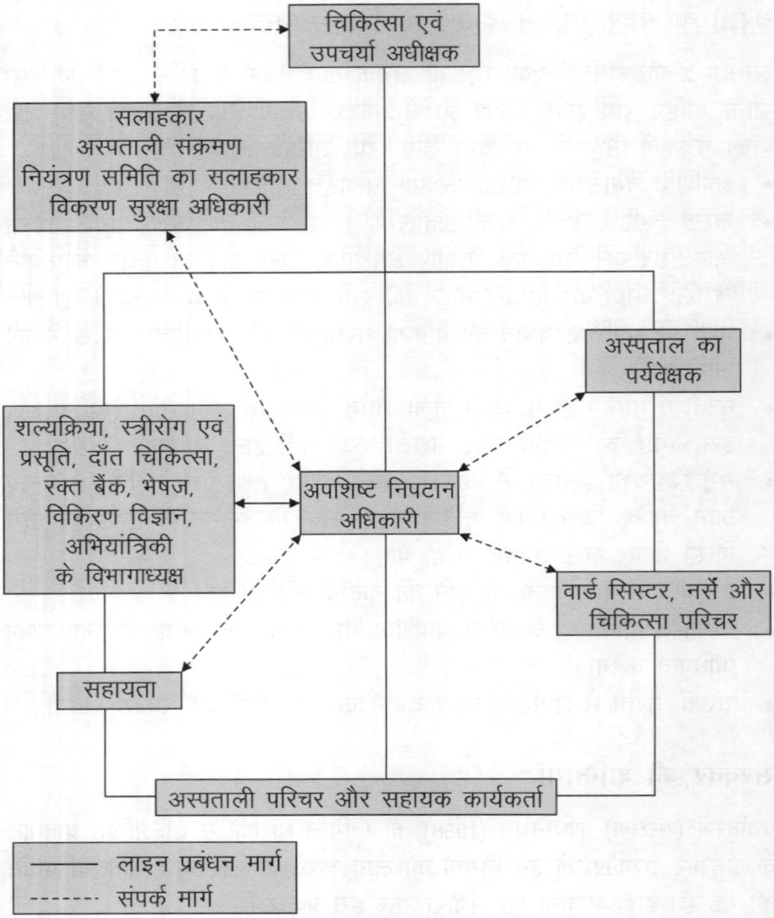

चित्र 3.3: अस्पताली अपशिष्ट प्रबंधन ढांचा

धारा 15: सरकार को दोषी व्यक्तियों के खिलाफ दांडिक कार्रवाई करने की अनुमति देती है। इसमें पांच वर्ष तक की कैद या 1 लाख रूपये तक जुर्माना अथवा दोनो शामिल हैं। यदि फिर भी दोष दूर नहीं किया जाता तो दोषी व्यक्ति को एक वर्ष तक पांच हजार रूपये प्रतिदिन के हिसाब से जुर्माना किया जा सकता है तथा इसके बाद 7 वर्ष तक की कैद की सजा दी जा सकती है।

धारा 17: यदि भारत सरकार का कोई विभाग इस अधिनियम के अंतर्गत बनाए गये नियमों का उल्लंघन करता है तो उस विभाग के प्रमुख को उल्लंघन करने का दोशी समझा जायेगा और उसके खिलाफ मुकदमा चलाया जायेगा तथा तदनुसार उसे दण्डित किया जायेगा।

इसलिए यह स्पष्ट होना चाहिए कि हमारे देश में जैव-चिकित्सा अपशिष्ट के खतरे के प्रति सुरक्षा के रूप में समुचित नियम उपलब्ध हों। इन नियमों का उद्देश्य समाज, रोगियों और उनकी देखरेख करने वाले तथा स्वास्थ्य परिचर्या कार्मिकों की सुरक्षा करना है। हमारा यह कर्तव्य बनता है कि हम इन नियमों का पूर्णरूपेण कार्यान्वयन सुनिश्चित करें। यह हमारी अपनी सुरक्षा एवं जीवन के लिए जरूरी है।

अध्याय

4

एकत्रीकरण एवं पृथक्करण

- एकत्रीकरण की विधि
- पृथक्करण एवं इसके उद्देश्य
- रंगों का निर्धारण (कलर कोडिंग)
- अपशिष्ट उत्पत्ति को कम करना

अपशिष्ट का एकत्रीकरण एवं पृथकीकरण

अपशिष्ट को उसकी उत्पत्ति के स्थल पर ही एकत्र एवं पृथक करना चाहिए। अपशिष्ट के पृथकीकरण का अर्थ है अपशिष्ट को उसकी किस्म के अनुसार विभिन्न विनिर्दिष्ट श्रेणियों में अलग-अलग करना। इसका उद्देश्य हानिकारक एवं संक्रमित वस्तुओं का हानिरहित एवं विसंक्रमित अपशिष्ट से अलग रखना है। ऐसा करना किसी अपशिष्ट विशेष का सही ढंग से निपटान करने में भी मदद करता है। संक्षेप में, अस्पताली अपशिष्ट का पृथकीकरण यह सुनिश्चित करने की कुंजी है कि ज्यादातर गैर-संक्रामक अस्पताली अपशिष्ट का निपटान आसानी से एवं बहुत कम लागत पर किया जाये। इस उद्देश्य के लिए विशेष तौर पर रंगीन कूड़ेदानों एवं प्लास्टिक थैलों का प्रयोग कानूनन जरूरी है। इस स्कीम का संक्षिप्त पुनरीक्षण तालिका 4.1 मे दिया गया है।

विभिन्न रंगीन थैलों में पृथक किये जाने वाले अपशिष्ट का संक्षिप्त विवरण आगे दिया गया है।

पीला गैर-क्लोरीनीकृत प्लास्टिक थैला: मनुष्य का अपशिष्ट (मानवीय ऊतक अंदरूनी अंग, शरीर के अवयव), पशु का अपशिष्ट (पशु ऊतक, अंग, मृत शरीर, रक्त और अनुसंधान में प्रयुक्त प्रयोगात्मक पशु, पशु-चिकित्सा अस्पतालों व महाविद्यालयों द्वारा उत्पन्न अपशिष्ट, पशु गृहों से स्राव) फेंकी गई दवाईयों और कोशिका-विषी दवायें। ठोस संदूषित अपशिष्ट जैसे रूई, पट्टियों, प्लास्टर कास्ट, बिस्तर एवं खून अथवा शरीर से निकलने वाले तरल पदार्थ से सनी हुई अन्य वस्तुएं। इन सब का भस्मक में भस्म करके परिशोधन एवं निपटान करना होता है।

तालिका 4.1: निपटान के लिए जैव-चिकित्सीय अपशिष्ट रखे जाने वाले आधानों का रंग निर्धारण व उनकी किस्म			
रंग निर्धारण	**आधान (कंटेनर) की किस्म**	**किस श्रेणी का अपशिष्ट डाला जायेगा**	**निपटान का विकल्प**
पीला	गैर-क्लोरीनीकृत प्लास्टिक थैला	1, 2, 5, 6	भस्मीकरण
लाल	गैर-क्लोरीनीकृत प्लास्टिक थैला	3, 4, 7	अनुसूची के अनुसार (नियम 7)
नीला	गैर-क्लोरीनीकृत प्लास्टिक बैग/कंटेनर	प्रवर्ग 8 (रासायनिक अपशिष्ट)	अनुसूची एक के अनुसार (नियम 7)
काला	गैर-क्लोरीनीकृत प्लास्टिक बैग/कंटेनर	नगर निगम का अपशिष्ट	नगरीय क्षेपण स्थलों का निपटान

टिप्पणी

1. तालिका 4.1 में परिभाषित बहु-विकल्पों के साथ अपशिष्ट की श्रेणियों के रंग निर्धारण का चयन चुने गये निपटान के विकल्प के आधार पर किया जायेगा।
2. जैसा कि पहले भी बताया गया है भस्मीकरण की आवश्यकता वाले अपशिष्ट को गैर क्लोरीनयुक्त प्लास्टिक से बनाया जायेगा।
3. बहु-विकल्पों के मामले में चुना गया रंग, प्रयोग किये जाने वाली निपटान तकनीक के अनुसार होना चाहिए।
4. गैर-क्लोरीनीकृत प्लास्टिक थैले में रखा गया अपशिष्ट

लाल गैर-क्लोरीनीकृत प्लास्टिक थैला: सूक्ष्म जीव विज्ञान एवं जैव-रसायन, रक्त बैंक प्रयोगशाला संबंधों, अनुसंधान में प्रयुक्त मानवीय और पशु-कोशिका संवर्ध, सूईयां, स्कालपेन, ब्लेड, शीशा, शीशे की सीरिंज इत्यादि ट्यूबिंग आईवी ट्यूबिंग, सलाइन बोतलें अथवा डिस्पोजेबल सामग्रियों से उत्पन्न हुआ अपशिष्ट, पेशाब की थैलियों, खून की थैलियां व मूत्र नलिका इत्यादि। इन सभी वस्तुओं को रासायनिक उपचार या ऑटोक्लेविंग या माइक्रोवेविंग द्वारा विसंक्रमण के बाद म्यूटिलेशन या शेडिंग/काट-छांट/कतरने के उपचार के बाद रजिस्ट्रीकृत या अधिकृत पुनर्चक्रणकर्ताओं के माध्यम से अंतिम व्ययन।

नीला गैर-क्लोरीनीकृत प्लास्टिक थैला: रासायनिक अपशिष्ट, तरल अपशिष्ट (प्रयोगशाला में) धुलाई-सफाई तथा संक्रमण रहित करने की गतिविधियों से पैदा हो। इस अपशिष्ट को रासायनिक परिशोधन द्वारा संक्रमण रहित करना व नाली में बहाना/ठोस अपशिष्ट को सुरक्षित निर्धारित धरती में डालना व दबाना।

काला गैर-क्लोरीनीकृत थैला: इसमें नगर-निगम का अपशिष्ट होता है। जिसे नगर-निगम की निर्धारित सुरक्षित धरती में दबाया जाता है।

प्लास्टिक थैलों का प्रयोग ढुलाई को आसान करता है, यह अपशिष्ट को बिखरने से रोकता है तथा अपशिष्ट दूसरे लोगों को दिखाई नहीं देता। यह मूल आधानों को साफ भी रखता है। प्लास्टिक के थैलों को दोबारा इस्तेमाल नहीं किया जाता है।

जब थैला अथवा आधान (कंटेनर) तीन-चौथाई भर जाये तो उसका मुंह बांधकर बंद कर देना चाहिए। निपटान योग्य तेज धार अपशिष्ट के आधार (कंटेनर) को टेप से बंद करना चाहिए। सभी थैलों अथवा आधानों (कंटेनर) पर अपशिष्ट की उत्पत्ति के स्थान पर ही नीचे दिया गया चिह्न चिपकाना चाहिए।

जैव-चिकित्सीय अपशिष्ट के आधान थैले के लिए लेबल (चित्र 4.1 व 4.2)

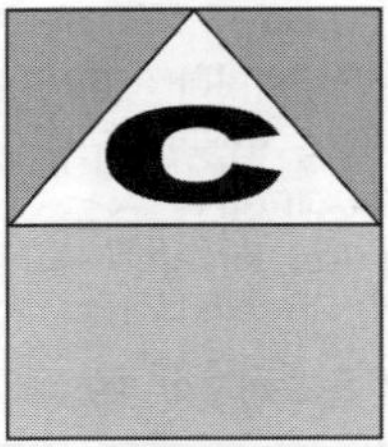

कोशिका-विषी पदार्थ

चित्र 4.1: कोशिका-विषी खतरे का निशान

सावधानी बरतें

चित्र 4.2: जैविक खतरे का निशान

टिप्पणी: लेबल मिटने वाला नहीं होगा तथा स्पष्ट दिखाई देगा।

जैव-चिकित्सीय अपशिष्ट को उठाने-धरने वाले कार्मिकों को अपशिष्ट उठाने-धरने के संबंध में प्रशिक्षित किया जाना चाहिए और चोट तथा दुर्घटनाओं से बचाव के लिए अपशिष्ट उठाने-धरने के समुचित तरीकों के विषय में जागरूक बनाया जाना चाहिए।

अपशिष्ट को एकत्र करने के लिए कतिपय विधियों को अपनाना चाहिए–

1. खास रंग का प्लास्टिक थैला उसके आधान (कंटेनर) में रखा जाना चाहिए। कूड़ेदानों और थैलों पर जैव-खतरा (बायोहैजर्ड) का चिह्न अंकित होना चाहिए।
2. अपशिष्ट, थैले में इस प्रकार रखा जाना चाहिए ताकि वह बाहर न गिरे।
3. जैसे ही थैले का तीन चौथाई भाग भर जाये उसे उसके पात्र (कंटेनर) में से हटा कर प्लास्टिक की रस्सी से मजबूती से बांध देना चाहिए और ठीक ढंग से लेबल कर देना चाहिए। थैले में अपशिष्ट की अधिकता से अपषिश्ट बिखरने और थैलों के फटने का खतरा बढ़ जाता है।
4. किसी भी परिस्थिति में संक्रमित अपशिष्ट को गैर-संक्रामक कचरे के साथ नहीं मिलाना चाहिए।
5. निपटान योग्य वस्तुएं (जैसे–सिरिंज, आई वी बोतलें, मूत्र नलिका, रबड़ के दस्ताने आदि) को तभी एकत्र किया जाना चाहिए जब इन्हें टुकड़ों में काट दिया गया हो और (एक प्रतिशत हाइपोक्लोराइट के घोल में 30 मिनट तक डुबोकर) रासायनिक तौर पर विसंक्रमित कर दिया गया हो। विसंक्रमित करने से पहले सिरिंज नली को प्लंजर से सदैव अलग कर देना चाहिए। विसंक्रमण की सटीक विधि का उल्लेख अध्याय 6 में निपटान पूर्व विषय के अंतर्गत किया गया है।
6. सूइयों को सूई काटने वाले यंत्र से नष्ट कर देना चाहिए। तेज धार वाली वस्तुओं को हाथ से तोड़ने-फोड़ने की कोशिश कभी नहीं करनी चाहिए क्योंकि ऐसा करने से घाव हो सकता है। अन्य सभी तेज धार वाली वस्तुओं को कतरने अथवा अंतिम रूप से नष्ट करने से पूर्व पूरी तरह से विसंक्रमित (रासायनिक विधि से) किया जाना चाहिए। ऐसा कर लेने के बाद इस कचरे को कट-फट न सकने वाले एक मजबूत डिब्बे में रखकर ठीक से लेबल कर देना चाहिए। अंत में डिब्बे को एक उचित थैले और कूड़ेदान में रखा जाना चाहिए।
7. गैर-संक्रमित अपशिष्ट को साधारण घरेलू अपशिष्ट के रूप में लिया जा सकता है तथा इसे किसी विशिष्ट शोधन की आवश्यकता नहीं होती (बशर्ते इसे किसी संक्रमित अपशिष्ट में न मिलाया गया हो)।

अपशिष्ट उत्पत्ति को कम करना

जैव-चिकित्सीय अपशिष्ट का सही एकत्रीकरण एवं पृथकीकरण महत्वपूर्ण है। साथ ही, उत्पन्न होने वाले अपशिष्ट की मात्रा भी बराबर महत्वपूर्ण है। जैव-चिकित्सीय अपशिष्ट की कम मात्रा का अर्थ है अपशिष्ट नाशक कार्य का बोझ कम होना, लागत की बचत होना तथा अधिक कारगर व्यवस्था का होना।

इसलिए, हमें अस्पतालों में अपने दिन-प्रतिदिन के कार्यों में सदैव यह प्रयास करना चाहिए कि अपशिष्ट कम उत्पन्न हो। इस संबंध में कुछ संभावनाएं इस प्रकार हैं–

1. किसी वस्तु का तभी प्रयोग करें जब बिल्कुल जरूरी हो। जहां तक संभव हो इसका प्रयोग कम से कम मात्रा में करें।
2. निपटान योग्य वस्तुओं के स्थान पर अधिक पारंपरिक और पुनः प्रयोग में लाई जाने वाली वस्तुओं का प्रयोग करें (बशर्ते कि जब भी जरूरी हो, ऐसी वस्तुओं को पर्याप्त रूप से विसंक्रमित किया जा सकता हो)। उदाहरण के लिए कागज की बनी निपटान-योग्य वस्तुओं के स्थान पर कपड़े का एप्रेन, टोपी और मुखपट्टी का प्रयोग करें। इसी प्रकार पेय पदार्थ कपों, गिलासों अथवा मिट्टी के बर्तनों में दिया जा सकता है। एल्युमिनियम की पन्नी के स्थान पर कागजी लिफाफों का प्रयोग किया जा सकता है।
3. गाढ़े ऐण्टीसेप्टिक घोल थोक में खरीदें और जब जरुरत हो इसे पतला कर लें। इससे पैकिंग सामग्री का अपशिष्ट कम पैदा होगा।
4. ऐसी सामग्री लें जो इस्तेमाल के हर चरण में तथा निपटान के दौरान भी पर्यावरण के लिए हर तरह से हितकारी हो।

अध्याय

5

ढुलाई और भण्डारण

- अपशिष्ट की ढुलाई
  - उत्पत्ति के स्थान से केन्द्रीय भण्डारण स्थल तक।
  - केन्द्रीय भण्डारण स्थल से निपटान के अन्तिम स्थल तक।
- भण्डारण (स्थानीय रूप से और अंतिम निपटान के स्थल पर)।

सबसे अच्छा यह है कि जब थैला ¾ भाग भर जाये तो इसे बांधकर, लेबल लगाकर अन्तिम निपटान के स्थान पर भेज देना चाहिए। परन्तु अपशिष्ट के कुछ थैले लेकर अंतिम निपटान के स्थान पर बार-बार जाना व्यावहारिक नहीं होगा। ऐसी दशा में अपशिष्ट को अस्पताल के एक केन्द्रीय स्थल पर अस्थायी तौर पर इकठ्ठा किया जा सकता है और वहां से इसे एकमुश्त दिन में एक या दो बार अंतिम निपटान के स्थान पर भेजा जा सकता है।

केन्द्रीय भण्डारण क्षेत्र तक ढोना (चित्र 5.1)

जब अपशिष्ट को केन्द्रीय भण्डारण क्षेत्र तक लाया जाये तो अधोलिखित नियमों का पालन करना जरूरी है:

1. जांच कर लें कि थैले/आधान (कंटेनर) ठीक तरह से और मजबूती से बांधे गये हैं।
2. कचरे के थैले पर सही तरह से निशान लगाया गया है।
3. थैले को उसकी मुठ्ठी से पकड़ना चाहिए और इस तरह रखना चाहिए कि आगे और उठाने-धरने के लिए उसे दुबारा उसकी मुठ्ठी से पकड़ कर उठाया जा सके। थैले में हाथ न डालें। एक समय में केवल एक थैला ही उठाएं।
4. सुई चुभने और संक्रमण के जोखिम को कम करने के लिए कचरे के थैलों को हाथ से उठाने को कम किया जाना चाहिए। थैले/आधान (कंटेनर) को अपने शरीर से न छूने दें।

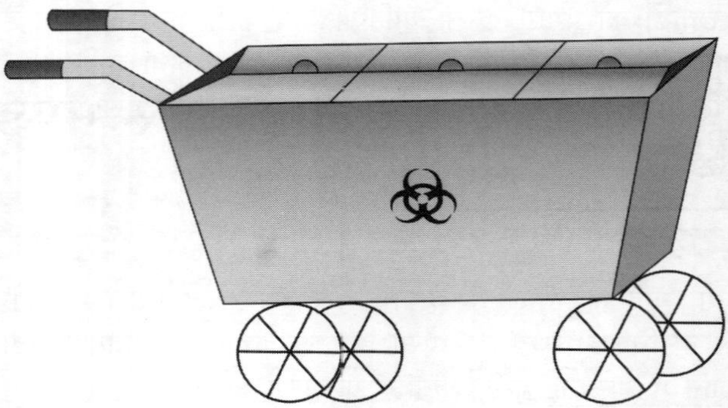

चित्र 5.1: जैव-चिकित्सीय अपशिष्ट के स्थानांतरण के लिए ढकी हुई ट्राली

5. अपशिष्ट के थैले अथवा (कंटेनर) को कहीं फेंकना या छोड़ना नहीं चाहिए।
6. तेज धार वाले अपशिष्ट के आधान (कंटेनर) को ले जाते समय ध्यान देना चाहिए कि नुकीली चीज चुभ न जाये/चोट न लग जाये।
7. जैव-चिकित्सीय अपशिष्ट को केवल निर्दिष्ट भण्डारण क्षेत्र में ही रखना चाहिए।
8. थैला हटाने के बाद ढक्कन को किसी रोगाणुनाशक पदार्थ से साफ करने के साथ ही आधान (कंटेनर) को साफ कर दें।
9. बार्डों/बहिरंग रोगी विभाग से अपशिष्ट के थैलों और आधानों (कंटेनर), को रोज हटाना चाहिए बल्कि ऑपरेशन कक्षों, गहन परिचर्या एककों और प्रसूति कक्षों की भाँति बारंबार हटाने चाहिए। थैलों और आधानों (कंटेनर) को तब तक नहीं हटाना चाहिए जब तक उन्हें ठीक तरह से बांधा न गया हो, सुरक्षित न बनाया गया हो और उन पर लेबल न लगाया गया हो। कचरे वाले थैलों अथवा आधानों (कंटेनर) को ऊपर से बंद गाड़ियों में अथवा बड़े कूड़ेदानों को इस उद्देश्य के लिए रखी गई बंद ट्रालियों में ढोना चाहिए। हटाए गए थैलों और आधानों (कंटेनर) के स्थान पर नये थैले/आधान (कंटेनर) रखने चाहिए।
10. जैव-चिकत्सीय अपशिष्ट का भंडारण क्षेत्र सामान्य अपशिष्ट के भण्डारण क्षेत्र से अलग होना चाहिए और वहां स्पष्ट तौर पर 'केवल जैव-चिकित्सीय अपशिष्ट के लिए' लिखा होना चाहिए।
11. अपशिष्ट, रोगी परिचर्या क्षेत्रों से होकर न गुजरे, इसके लिए अपशिष्ट ले जाने को नियत किया जाना चाहिए। कूड़ेदानों को मुख्य भण्डारण क्षेत्रों तक ढोने के लिए इस उद्देश्य के लिए रखी गयी, ऊपर से बंद गाडियों, ट्रालियों

और छकड़ों को प्रयोग करना चाहिए। यदि कभी कूड़ा बिखरता है तो इन आधानों को पूरी तरह साफ और रोगाणुमुक्त कर लेना चाहिए।

12. यदि लिफ्ट का प्रयोग किया जाता है तो लिफ्ट केवल इसी उद्देश्य के लिए बनाई और आरक्षित की जानी चाहिए।

केन्द्रीय भण्डारण (चित्र 5.2)

बेहतर होगा यदि अस्पताल में केन्द्रीय भण्डारण स्थल भूतल पर और पिछले प्रवेश द्वार के निकट स्थित हो। ऐसा होने से कचरे को अंतिम निपटान स्थल तक ले जाने में आसानी होगी। केन्द्रीय भण्डारण स्थान इतना बड़ा होना चाहिए कि जहां एक समय में अपेक्षित संख्या में थैले रखे जा सकें। वहाँ पर कम से कम दो दिन का अपशिष्ट रखने की पर्याप्त भण्डारण क्षमता होनी चाहिए। यहां पर फर्श, बिजली, रोशनदान और पानी की अच्छी व्यवस्था होनी चाहिए। धुलाई के पानी को खपाने के लिए एक विषेश नाली होनी चाहिए जो गंदे पानी के नाले में मिली हो। एक पूर्णकालिक स्टोरकीपर कचरे को प्राप्त करने एवं भेजने और इसका रिकार्ड रखने के लिए उत्तरदायी होना चाहिए। अनधिकृत लोगों को भण्डारण क्षेत्र में नहीं जाने देना चाहिए। दुर्घटनावश यदि अपशिष्ट बिखर जाए तो उसे सही ढंग से व्यवस्थित करना चाहिए। नियमानुसार जैव-चिकित्सा अपशिष्ट को 24–48 घण्टों से अधिक समय तक स्टोर करके नहीं रखा जा सकता।

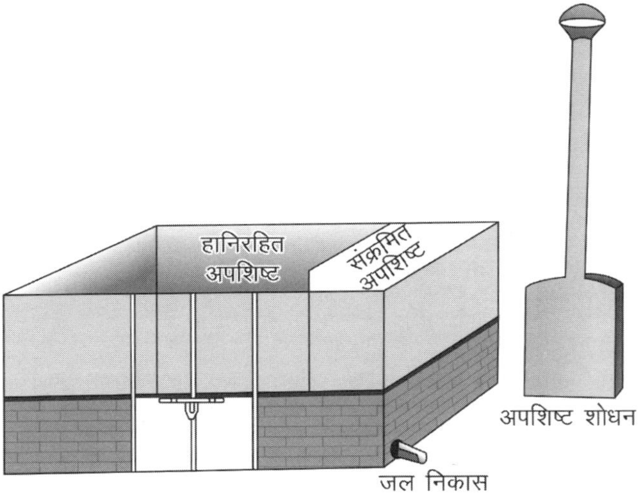

चित्र 5.2: अस्पताली अपशिष्ट का भण्डारण

अंतिम निपटान के स्थान तक ढुलाई

स्वास्थ्य परिचर्या संस्थान से अंतिम निपटान स्थल (भस्मीकरण/धरती में दबाने के क्षेत्र आदि) तक अपशिष्ट की ढुलाई प्रायः मोटर गाड़ी द्वारा की जानी चाहिए क्योंकि ये स्थान अस्पताल से दूर होते हैं। इन गड़ियों (ट्रक, ट्रैक्टर–ट्राली आदि) में कचरे को बंद करके ढोना चाहिए क्योंकि ऐसा करने से रास्ते में अपशिष्ट बिखरता नहीं है। ऐसी सभी गाड़ियों में जैव-खतरे (बॉयोहैजर्ड) का चिह्न अंकित होना चाहिए और इनका प्रयोग किसी अन्य प्रयोजन के लिए नहीं करना चाहिए। इन गाड़ियों की नियमित तौर पर मरम्मत व सफाई अनिवार्य है क्योंकि इन्हें एक दिन में एक या दो बार चलना होता है।

अंतिम निपटान स्थल पर भी अस्थायी भण्डारण की आवश्यकता हो सकती है। यहाँ पर भी वही सभी विशेषताएँ होनी चाहिए जो अस्पताल के उपरोक्त केन्द्रीय भण्डारण क्षेत्र के संबंध में ऊपर बताई गई हैं।

अध्याय

6

निपटान विधियाँ

जैव-चिकित्सीय अपशिष्ट का निपटान दो चरणों में किया जाना चाहिए–

1. **पूर्व उचारः** जिस संक्रमित अपशिष्ट को जलाया न जा सकता हो (जैसे प्लास्टिक और रबड़ की चीजें तथा तेजधार वाली वस्तुएं आदि) उसे अंतिम निपटान के लिए भेजने से पहले विसंक्रमित (रोगाणुरहित) किया जाना चाहिए।
2. **अंतिम निपटानः** इसमें गहरा गड्ढा खोदकर दबा देना, मिट्टी से ढक देना अथवा जला देना शामिल है। इन दोनों तरीकों के बारे में नीचे विस्तार से बताया गया है।

पूर्व उपचार

जलाई न जा सकने वाली वस्तुओं को अनेक प्रकार से विसंक्रमित किया जा सकता है, जैसा कि नीचे बताया गया है–

रासायनिक विधि से विसंक्रमित करना

प्लास्टिक, रबड़ और धातु की वस्तुओं (जैसे–आई बी सैट, रक्त थैलियाँ, दस्ताने, केथीटर, पेशाब के थैले, सिरिंज और सूईयाँ) को अंतिम निपटान के लिए भेजने से पहले रासायनिक विधि से विसंक्रमित कर लिया जाना चाहिए।

रासायनिक विधि से विसंक्रमण निम्नलिखित चरणों में किया जा सकता हैः

1. सूई काटने के औजार (नीडल ध्वंसक) से सिरिंजों और सूइयों को टुकड़े-टुकड़े कर दें। प्लास्टिक/रबड़ की अन्य सभी वस्तुओं को भी केंची से काट दें ताकि उनका दोबारा उपयोग न किया जा सके।
2. प्लास्टिक की बाल्टी में 10 ग्राम (लगभग दो चम्मच) हाइपोक्लोराइट पाउडर एक लीटर पानी में 1 प्रतिशत हाइपोक्लोराइड घोल (हर रोज ताजा) तैयार करें।

3. घोल वाली इस बाल्टी में एक छोटी छिद्रों वाली बाल्टी रखें। छिद्रों वाली इस बाल्टी में उन सभी वस्तुओं को डाल दें जिन्हें विसंक्रमित किया जाना है। यह सुनिश्चित करें कि वे वस्तुएं 30 से 60 मिनट तक उस घोल में अच्छी प्रकार से डूबी रहें।
4. 30 से 60 मिनट के बाद छिद्रों वाली बाल्टी को निकाल लें और घोल को बड़ी बाल्टी में रहने दें। विसंक्रमित की गई वस्तुओं को निकालकर कचरे के एक सही थैले में डाल दें। तेज धार वाली वस्तुओं को पहले कार्ड-बोर्ड के एक मजबूत डिब्बे में रखकर फिर कचरे के थैले में डाले ताकि कचरे का थैला तेज धार वाली वस्तुओं से क्षतिग्रस्त न हो।
5. घोल को हर 12 घंटे बाद बदल दें।

ऑटोक्लेव (चित्र 6.1)

यह माइक्रोबायोलॉजी/बायोटेक्नोलॉजी अपशिष्ट और निपटान योग्य प्लास्टिक तथा रबड़ की संक्रमित वस्तुओं जैसे दस्ताने, रक्त की थैलियां, पेशाब की थैलियां, आई वी सैट, सिरिंज आदि को रोगाणुरहित करने की एक प्रभावी विधि है। यह प्रक्रिया कुछ समय के लिए गर्मी और दबाव के आधार पर कार्य करती है। ऑटोक्लेव को प्रयोग करते समय कुछ नियमों का पालन करना चाहिए–

1. जैव-चिकित्सीय अपशिष्ट को विसंक्रमित करने के लिए एक अलग ऑटोक्लेव होना चाहिए।
2. जब ऑटोक्लेव कार्यरत हो तो संकेतक पर सही तापमान, समय और दबाव आना चाहिए। यदि ऐसा नहीं है तो पूरी प्रक्रिया को दोबारा किया जाना चाहिए।
3. चिकित्सीय अपशिष्ट का निपटान निम्नलिखित विधि से किया जाना चाहिए:
   i. ग्रेविटी-फ्लो ऑटोक्लेव का संचालन
      (क) जिस ऑटोक्लेव प्रक्रिया का रेजिडेंस टाइम 60 मिनट से कम न हो उस प्रक्रिया में कम से कम 121 डिग्री सेल्सियस के ताप पर 15 पौंड प्रति वर्ग इंच के दाब पर ऑटोक्लेव किया जाना चाहिए, या
      (ख) जिस ऑटोक्लेव प्रक्रिया का रेजिडेंस टाइम 30 मिनट से कम हो उसमें कम से कम 149 डिग्री सेल्सियस के ताप पर और 52 पौंड प्रति वर्ग इंच के दाब पर ऑटोक्लेव किया जाना चाहिए।

ii. वैक्यूम ऑटोक्लेव का संचालन

(क) जिस ऑटोक्लेव प्रक्रिया का रेजिडेंस टाइम 45 मिनट से कम न हो उसमें कम से कम 121 डिग्री सेल्सियस के ताप और 15 पौंड प्रति वर्ग इंच के दाब पर ऑटोक्लेव किया जाना चाहिए, या

(ख) जिस ऑटोक्लेव प्रक्रिया का रेजिडेंस टाइम 30 मिनट से कम है उसमें कम से कम 135 डिग्री सेल्सियस के ताप और 131 पौंड प्रति वर्ग इंच के दाब पर ऑटोक्लेव किया जाना चाहिए।

4. ऑटोक्लेव के बाद प्लास्टिक की वस्तुओं को गला करके दोबारा प्रयोग में लाया जा सकता है लेकिन बाकी की वस्तुओं को मिट्टी में दबाकर अंतिम निपटान के लिए भेजा जाना चाहिए।

हाइड्रोक्लेव (चित्र 6.2)

इस प्रक्रिया में टुकड़ों में काट दिए गये संक्रामक अपशिष्ट को ऑटोक्लेव की तरह उच्च तापमान पर उच्च दाब वाली भाप में रखा जाता है। यदि सही तापमान पर और सही समय तक यह प्रक्रिया अपनाई जाए तो यह अधिकतर सूक्ष्म जीवाणुओं को भी निष्क्रिय बना देती है।

यह प्रक्रिया अपेक्षाकृत कम लागत वाली है तथा इसके संचालन पर भी कम खर्च आता है। पर्यावरण पर भी इसका दुष्प्रभाव कम होता है। इसके निम्नलिखित नियमों का पालन करना आवश्यक है:

1. इस विधि का प्रयोग करने से पहले सभी कचरे को टुकड़ों में काट देना आवश्यक है। तेज धार वाली वस्तुओं को पीस या कुचल देना चाहिए।

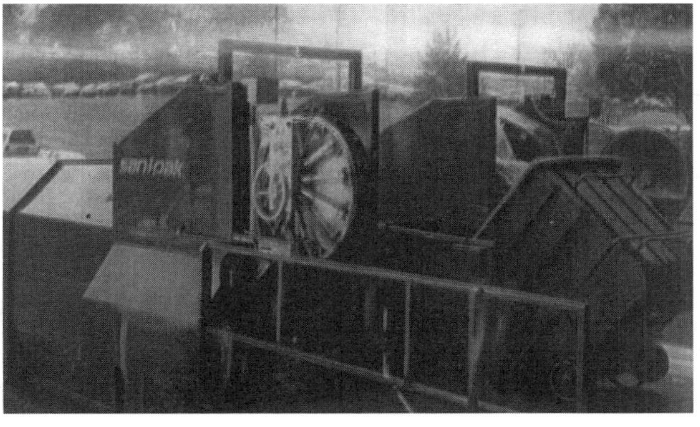

चित्र 6.1: ऑटोक्लेव (रंगीन चित्र के लिये प्लेट संख्याः 3 देखें)

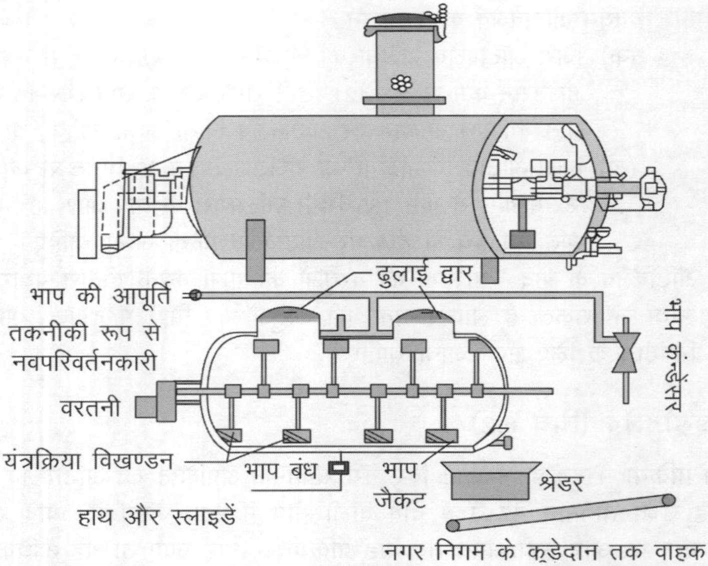

चित्र 6.2: हाइड्रोक्लेव

2. इसकी प्रभावकारिता की समय-समय पर जांच करते रहना चाहिए।
3. इस उपकरण का प्रयोग और रख-रखाव पर्याप्त रूप से प्रशिक्षित तकनीशियनों द्वारा किया जाना चाहिए।

तरंगी विकिरणहीनता (माइक्रोवेव इरेडिएशन) (चित्र 6.3, प्लेट 4)

यह प्रक्रिया भी (ऑटोक्लेव/हाइड्रोक्लेव की तरह) संक्रमित डिस्पोजेबल अपशिष्ट को रोगाणुरहित करने में प्रभावकारी है। सूक्ष्म तरंगों की क्रिया से सूक्ष्म जीवाणु नष्ट हो जाते हैं। अपशिष्ट के अंदर पानी को तेजी से गरम किया जाता है और गरमी के संचालन से संक्रमित अवयव नष्ट हो जाते हैं। सबसे पहले यूनिट के अंदर ही कचरे के टुकड़े कर दिए जाते हैं तथा बाद में नम करके विकिरणविहीन कर दिया जाता है। अंत में कचरे को एक कंटेनर में बंद करके नगर पालिका की अपशिष्ट निपटान प्रणाली को भेजा जा सकता है। यह एक मंहगी प्रक्रिया है और इसके संचालन तथा रख-रखाव पर अच्छी प्रकार नियंत्रण रखने की जरूरत होती है। इन्हीं कमियों के कारण ही यह विधि एक विकासशील देश के लिए उपयुक्त नहीं हो सकती है।

प्लास्टिक कचरे को कतरने वाली मशीन (चित्र 6.4, प्लेट 5)

प्लास्टिक की वस्तुओं को कतरने वाली मशीन (प्लास्टिक की बोतलें आई वी सैट्स, सूईयां आदि) को 1 सेंटीमीटर आकार वाले छोटे-छोटे टुकड़ों में काट देती है। इससे यह सुनिश्चित हो जाता है कि सिरिंज और अन्य प्लास्टिक की वस्तुओं को दोबारा प्रयोग लाने योग्य नहीं बनाया जा सकता।

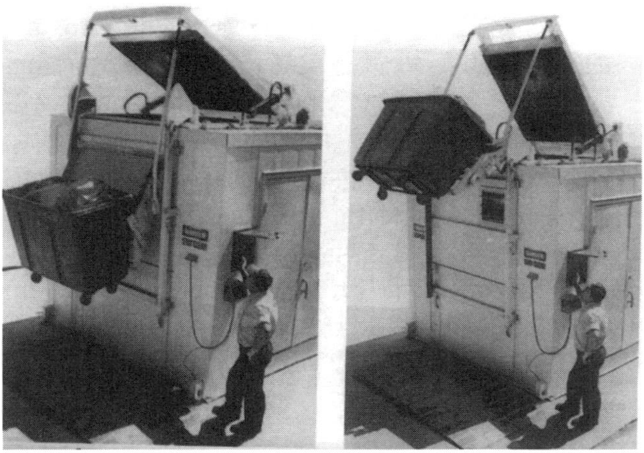

चित्र 6.3: माइक्रोवेव इरेडिएशन (रंगीन चित्र के लिये प्लेट संख्याः 3 देखें)

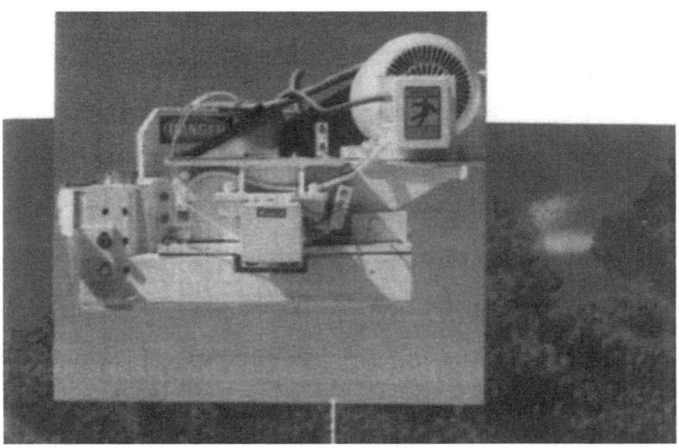

चित्र 6.4: कतरने वाली मशीन (रंगीन चित्र के लिये प्लेट संख्याः 3 देखें)

अंतिम निपटान

जैव-चिकित्सीय अपशिष्ट का अंतिम रूप से निम्नलिखित तरीकों से निपटान किया जा सकता है:

भस्मीकरण (चित्र 6.5)

यह उच्च तापीय शुष्क ऑक्सीकरण प्रक्रिया है जो जैव और ज्वलनशील अपशिष्ट को भस्म करके अजैव तथा अज्वलनशील पदार्थ बना देती है। यह कचरे के आयतन और भार को कम कर देती है। इस प्रक्रिया का चुनाव अक्सर ऐसे अपशिष्ट को नष्ट करने के लिए किया जाता है जिसे दोबारा उपयोग/रीसाइकिल न किया जा सकता हो अथवा मिट्टी में दबाकर निपटान न किया जा सकता हो। भस्मीकरण के लिए किसी प्राथमिक उपचार की आवश्यकता नहीं है बशर्ते कि इसमें कुछ प्रकार के अपशिष्ट शामिल न किए गये हों। भस्मीकरण के लिए निम्नलिखित प्रकार के अपशिष्ट आसानी से भेजे जा सकते हैं:

1. मानवीय सामग्री (ऊतक, शारीरिक अंग, खून एवं शरीर संबंधी द्रव)
2. जानवरों का अपशिष्ट
3. प्रयोगशाला अपशिष्ट
4. पट्टी का सामान।

निम्नलिखित अपशिष्ट का भस्मीकरण नहीं करना चाहिए:

1. दाब वाले गैस के कंटेनर
2. बड़ी मात्रा में क्रियाशील रासायनिक अपशिष्ट
3. फोटोग्राफिक/रेडियोग्राफिक अपशिष्ट
4. होलोजिनेटिड प्लास्टिक जैसे कि पोलिबिनाइल क्लोराइड (पी वी सी)
5. मरक्यूरी और केडमियम की अधिक मात्रा वाला अपशिष्ट (जैसे कि थर्मामीटर, प्रयोग में लाई गई बैटरी)
6. सीलबंद एम्प्यूल अथवा ऐसे एक्म्यूल जिनमें भारी धातुएं हों।

भस्मक तीन प्रकार के होते हैं–

1. एक चैम्बर वाली फरनेसिसः यह सबसे सस्ती इकाइयां हो सकती हैं।
2. दो चैम्बर वाली पाइरोलिटिक भस्मक स्वास्थ्य परिचर्या के अपशिष्ट के लिए सबसे विश्वसनीय और आमतौर पर जैव-चिकित्सीय अपशिष्ट को नष्ट करने के लिए प्रयोग में लाई जाने वाली प्रक्रिया है। इसे दो चैम्बर वाला भस्मक भी कहते हैं। सबसे पहले (पाइरोलिटिक) चैम्बर ऑक्सीजन की कमी करके मध्यम तापक्रम (800 डि.से.) पर जलाने की प्रक्रिया से अपशिष्ट को नष्ट

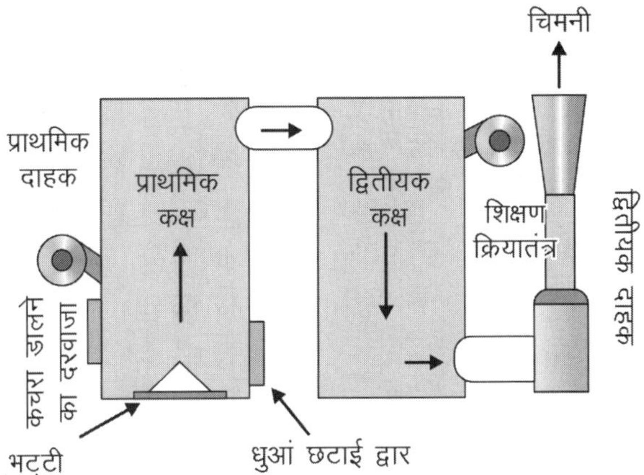

पैरोलोटिक भस्मक

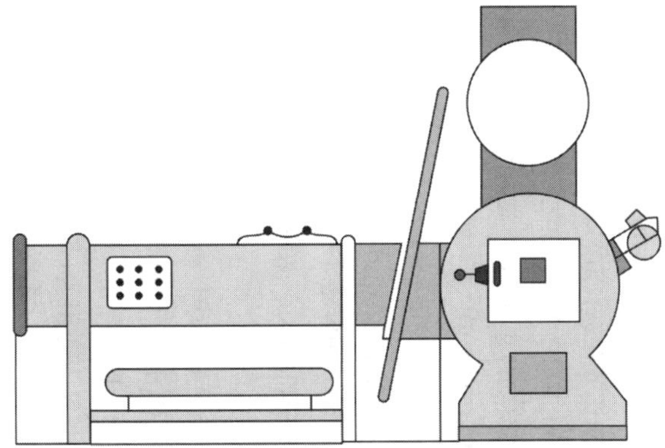

अरेफडेटोक्स भस्मक

चित्र 6.5: भस्मक

किया जाता है इससे ठोस राख और गैसें पैदा होती हैं। दूसरे (दहन के बाद वाले) चैम्बर में गैसों को उच्च तापमान (900 से 1200 डि. से.) पर जलाया जाता है। जलाने की इस प्रक्रिया में धुएं और गंध को कम करने के लिए अधिक वायु का प्रयोग किया जाता है।

यह उपकरण कुछ खर्चीला है इसका उपयोग करने के लिए प्रशिक्षित कर्मचारियों की आवश्यकता होती है। रख-रखाव एवं प्रयोग करते समय नियमित देख-रेख की जरूरत होती है।

3. **रोटी भट्टेः** इसमें एक घूमने वाला ओवन एवं एक दहन चैंबर होता है। यह विशेष-तौर पर रासायनिक अपशिष्ट (रासायनिक पदार्थ, फार्मासियुटीकल्स, जिनमें साइटोटोक्सिक दवाएं आदि शामिल हैं) को जलाने के लिए प्रयोग किया जाता है।

जैव-चिकित्सीय अपशिष्ट को अंतिम रूप से नष्ट करते समय जब भस्मक का उपयोग किया जाता है तो निम्नलिखित बातों को ध्यान में रखा जाता है–

1. भस्मक आवासीय क्षेत्र से सुरक्षित दूरी पर होना चाहिए।
2. भस्मक प्लांट के चारों ओर मजबूत तारों से कड़ी घेराबंदी की जानी चाहिए तथा अनधिकृत लोगों (अपशिष्ट छांटने वालों सहित) के प्रवेश पर प्रतिबंध होना चाहिए।
3. प्लांट के क्षेत्र में बिजली एवं पानी की उचित व्यवस्था होनी चाहिए।
4. अपशिष्ट को लादकर सीधे भट्टी पर ले जाने की व्यवस्था होनी चाहिए। लादने के लिए ऑटोमैटिक मशीन का इस्तेमाल करना चाहिए।
5. जैव-चिकित्सीय अपशिष्ट को भस्मक प्लांट के अन्दर 24 घंटे से अधिक नहीं रखा जाना चाहिए।
6. प्लांट की क्षमता की नियमित रूप से जांच की जानी चाहिए।
7. जैव-चिकित्सीय अपशिष्ट को भट्टी में केवल तभी डालना चाहिए जब जलाने संबंधी आम शर्तें पूरी होती हों (प्रक्रिया को शुरू करते समय अथवा बंद होने पर उसमें अपशिष्ट कभी नहीं डालना चाहिए)
8. वायु प्रदूषण कम से कम हो, इसके लिए सही तरकीबें अपनाई जाएं।
9. बची हुई राख को जमीन में दबा देने के लिए भेज देना चाहिए।
10. यातायात-उपकरणों, वाहनों आदि की सफाई और रोगाणुनाशन की व्यवस्था भस्मक स्थल पर ही होनी चाहिए।

तेज धार वाली वस्तुओं के लिए सुरक्षित गड्ढे (चित्र 6.6)

तेज धार वाले कचरे के निपटान की अन्य विधियों के साथ-साथ उसे सुरक्षित गड्ढों में दबाना एक प्रभावी एवं मितव्ययी विधि है। तेज धार वाली वस्तुएं (सूइयाँ

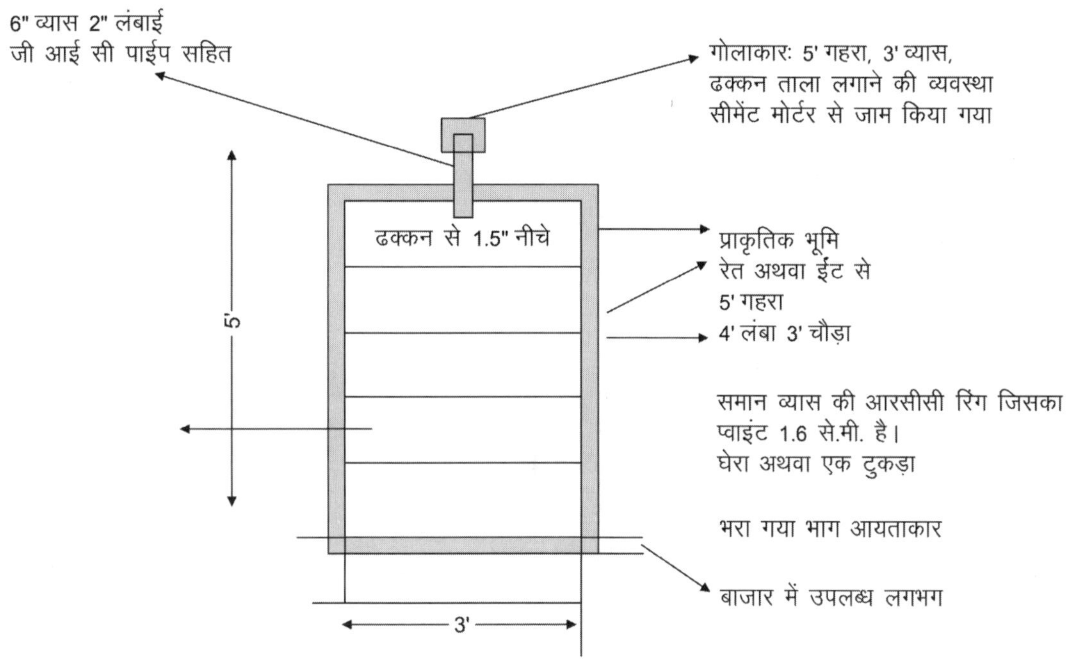

चित्र 6.6: सुरक्षित गढ़ढा तेज धार वस्तुओं के लिए

एवं ब्लेड) सभी स्वास्थ्य परिचर्या इकाइयों में प्रतिदिन प्रयोग में लाए जाते हैं। सूई चुभ जाने से टेटनस, एच बी वी एवं एच आई वी/एड्स आदि बिमारियां हो सकती हैं। सूइयों और तेज धार वस्तुओं के पुनः प्रयोग से बचने के लिए इन्हें सुरक्षित गड्ढों में दबा देना चाहिए।

डिजाइन एवं निर्माण

इसे 5 फुट गहरा एवं 3 फुट व्यास वाला गोलाई में कंकरीट से या ईंटों के प्रयोग करके गोलाई में या आयताकार बनाया जा सकता है। इसके ऊपर एक शिलपट्ट का प्रयोग किया जाता है जिसमें 5 इंच या 6 इंच व्यास वाला एक जी आई सी पाइप आवश्यकतानुसार ऊपर की ओर लगा दिया जाता है। इसमें ताला लगाने की व्यवस्था की जाती है। इसका आकार जरुरत अर्थात् तेज धार वाले अपशिष्ट की मात्रा के अनुसार होगा। गड्ढे को तल और चारों ओर से प्लास्टर कर दिया जाता है।

गड्ढे के तल और चारों ओर से प्लास्टर कर दिया जाता है। स्थल की प्राप्ति एवं आवश्यकतानुसार गड्ढे का आकार एवं स्वरूप (क्षेत्रफल) भिन्न हो सकता है। जब यह भर जाता है तो उसे बंद करने के लिए सीमेंट का गाढ़ा घोल प्रयोग किया जा सकता है तथा दूसरा गड्ढा बनाया जा सकता है।

लाभ

1. पर्यावरण के लिए सुरक्षित
2. कम लागत वाला
3. 48 घंटे के दौरान बनाए जाने में आसान
4. ग्रामीण स्वास्थ्य केंद्रों एवं अस्पतालों के लिए जहाँ पर स्थान उपलब्ध है वहाँ अधिक सुविधाजनक।

भूमि मे दबाना

यह जैव-चिकित्सीय अपशिष्ट के अंतिम निपटान का एक और विकल्प हो सकता है जोकि काफी कम खर्चीला है बशर्तें कि सही तरीके से किया जाए। स्वास्थ्य परिचर्या अपशिष्ट को खुले क्षेत्र में रखने की सिफारिश कुछ कारणों से नहीं की जा सकती क्योंकि इसकी वजह से गंभीर पर्यावरणीय समस्याएं, आग, बीमारी फैलने का अधिक खतरा और सफाई कर्मचारियों और जानवरों की आसान पहुँच आदि से समस्याएं पैदा हो सकती हैं। विशेषतया विकासशील देशों में कुछ नियमों का पालन करते हुए अपशिष्ट को सुरक्षित गड्ढों में दबाने का विकल्प

स्वीकार्य हो सकता है। इसके लिए जगह निर्धारित करने के लिए ग्राम पंचायत या नगर निगम से मंजूरी लेनी जरूरी है व जैव-चिकित्सा अपशिष्ट (प्रबंधक और हथालन) नियम 2011 के अनुसार ही किया जाता है।

भूमि में दबाने की प्रक्रिया के ड़िजाइन एवं संचालन के लिए कुछ आवश्यक बातें नीचे दी गई हैं–

1. एक खासतौर पर डिजाइन किया गया स्थल ही भूमि में अपशिष्ट दबाने के लिए उपयोग में लाया जाना चाहिए। उपर्युक्त उद्देश्य के लिए स्थान का उपयोग करने के लिए संबंधित प्राधिकरण से समुचित अनुमति लेनी चाहिए।
2. वह स्थान आवासीय क्षेत्रों से उचित दूरी पर होना चाहिए।
3. स्थान ऐसी जगह पर स्थित होना चाहिए जहाँ पर किसी भी मौसम में अपशिष्ट ले जाने वाले वाहन आसानी से पहुंच सकें।
4. उस क्षेत्र के सुरक्षा नियंत्रण एवं नियमित पर्यवेक्षण की व्यवस्था होनी चाहिए। अनधिकृत प्रवेश पर पूर्णतया पाबंदी हो।
5. यह स्थान पीने के पानी के स्रोत के आस-पास नहीं होना चाहिए नहीं तो प्रदूषण का खतरा हो सकता है।
6. इस स्थल को विभिन्न नियंत्रणीय चरणों में बांटा जाना चाहिए और वास्तविक भूमि में दबाने की प्रक्रिया शुरू करने से पहले इसे पर्याप्त रूप से तैयार कर लेना चाहिए।
7. स्थल की व्यवस्था इस प्रकार होनी चाहिए कि कचरे को प्रतिदिन फैलाया, दबाया और ढका जा सके।
8. भूमि में दबाने के प्रत्येक चरण के पूरा होने के बाद, सबसे ऊपर वाले अंतिम आच्छादन (कवर) का निर्माण इस तरह का हो कि वर्षा का पानी अंदर न जा सके।
9. कचरे को जितना जल्दी हो सके दबा देना चाहिए ताकि मनुष्यों या जानवरों को इससे खतरा न हो।

वैकल्पिक तकनीक

जैव-चिकित्सीय अपशिष्ट के प्रबंधन के लिए अन्य अनेक तकनीकें विकसित की गई हैं।

प्लाज़्मा आर्क तकनीक

प्लाज़्मा कनवर्टर का प्रयोग करते हुए, यह प्रणाली गैस को विद्युत क्षेत्र से धकेलती है जिससे गैस प्लाज्मा की दशा में आयोनिकृत हो जाती है और बिजली

का संचालन करती है तथा उच्च तापमान बनता है। कनवर्टर में बिजली का संचार करके और प्लाज्मा टार्च का प्रयोग करके रेडिएंट एनर्जी का तीव्र क्षेत्र पैदा किया जाता है जिससे अत्यधिक उच्च तापमान पैदा होता है जो अपशिष्ट को मूल कणों में तोड़ देता है और अपशिष्ट को पूर्णतया नष्ट कर देता है। रीसाइकिल योग्य उपयोगी जैसे कि सात्विक धातुएं, सिलिकेट और शुद्ध हाइड्रोजन गैस पैदा की जा सकती है। प्लाज्मा कनवर्टर बहुत अच्छा विद्युत एवं ऊष्मारोधी है एवं पूर्णतया कम्प्यूटर संचालित है।

इसके निम्नलिखित लाभ हैं:

(क) यह प्रक्रिया किसी भी एवं सभी प्रकार की अपशिष्ट सामग्रियों पर अपनाई जा सकती है।

(ख) अपशिष्ट को अन्य कीमती वस्तुओं में री-साइकिल किया जा सकता है।

(ग) अत्यंत जोखिम वाले कचरे का सुरक्षित एवं अपवर्तनीय नाश करती है।

(घ) विषेले पदार्थों को हानिरहित सामग्री में बदल देती है तथा कचरे को छांटने की आवश्यकता नहीं रहती।

(ङ) इसमें कोई भी अवशेष नहीं बचता है। इसमें मिट्टी में दबाने की आवश्यकता नहीं होती। अतः जिन देशों में मिट्टी में दबाने के लिए स्थान नहीं है वहाँ इस विधि को प्रयोग में लाया जा सकता है।

इलेक्ट्रोथर्मल डीएक्टीवेशन तकनीक

इसमें नियमित अपशिष्ट के निपटान के लिए रेडियोएक्टिव फ्रीक्वेंसी तरंगों का प्रयोग किया जाता है। यह भस्मीकरण की वैकल्पिक और माइक्रोवेव जैसी तकनीक है।

यह विधि माइक्रोवेव विधि से अधिक लाभकारी इसलिए है क्योंकि इसमें रेडियोएक्टिव आवृती तरंगें अधिक लंबी (9 से 12 फुट) होती हैं तथा गहराई तक जाती हैं।

भस्मीकरण की तुलना में इस प्रक्रिया में विषैली वायु या दूषित पानी नहीं होता। अपशिष्ट का आयतन 85 प्रतिशत घट जाता है तथा अवशेष पहचान योग्य नहीं रह जाता।

सहायक प्रक्रियाएं

रेडियोक्टिव आवृती से शोधन करने से पहले अपशिष्ट को टुकड़ों में तोड़ा जाता है। इस प्रक्रिया में आमतौर पर निरंतर नकारात्मक दाब दिया जाता है और पर्यावरण में एयरोसोल संदूषण से बचने के लिए फिल्टरों का प्रयोग किया जाता

है। रेडियोएक्टिव आवृती से शोधन करने के बाद कचरे के आयतन को घटाने के लिए एक रोल ऑफ कॉम्पैक्टर का प्रयोग किया जाता है। इस प्रक्रिया में वैधीकरण बेसीलैस सबटीलिस स्पोर काउंट कम से कम 1×10^4 स्पोंस प्रति मिलीलीटर किया जाता है।

विषालुता-रहित करने की तकनीकें

विषालुता रहित करने की तकनीक के अंतर्गत कचरे को टुकड़ों में विखंडित किया जाता है और साथ ही 480–700 सेंटीग्रेड तक गर्म किया जाता है। इसमें गैसों के शामिल होने के कारण तापमान 1540 सेंटीग्रेड तक बढ़ जाता है जिससे जैव मिश्रण नष्ट हो जाता है।

अन्य आपातकालिक तकनीकें

दूसरी आपातकालीन तकनीकों में इलैक्ट्रोकेमिकल ऑक्सीडेशन, मोल्टन मैटल तकनीक, सोलवेटिड इलैक्ट्रान प्रक्रिया और सुपरफिशियल वाटर ऑक्सीडेशन हैं।

अध्याय

7

जागरूकता एवं शिक्षा

जैव-चिकित्सीय अपशिष्ट प्रबंधन के संबंध में अस्पताल के विभिन्न श्रेणियों के कार्मिकों में जागरूकता की कमी और जागरूकता के निम्न स्तर देखते हुए एक प्रभावी संचार कार्यनीति आवश्यक है।

अस्पताल में निर्धारित किए गए विभिन्न लक्षित समूहों के लिए खासकर व्यवहारिक और प्रभावी शिक्षा कार्यक्रम बनाना महत्वपूर्ण है। इसमें अस्पताल कचरे का पुनः उपयोग, अपशिष्ट उत्पत्ति को कम करना और अपशिष्ट से पुनः उपयोग योग्य वस्तुएं बनाने सहित अस्पताली अपशिष्ट प्रबंधन हेतु शिक्षण कार्यक्रम और विषय-सामग्री का विकास अनिवार्यतः शामिल होते हैं। जैव-चिकित्सीय अपशिष्ट प्रबंधन के विषय में कार्यशालाएं, संगोष्ठियां, दृश्य-श्रव्य कार्यक्रम, प्रचार माध्यमों और प्रदर्शनों के जरिए भी सूचना का विस्तार किया जा सकता है।

शिक्षा और सतत् शिक्षा के लिए निर्धारित लक्षित समूह इस प्रकार हैं:

1. चिकित्सक
2. उपचर्या (नर्सिंग) कार्मिक
3. वार्ड ब्वाय/वार्ड परिचर, आया
4. सफाई कर्मचारी
5. भस्मकों/काट-छांट करने वाले यंत्रों के ऑपरेटर
6. केंटीन के कर्मचारी
7. रोगी परिचर।

शिक्षा कार्यक्रम के उद्देश्य

- व्यावसायिक स्वास्थ्य खतरे सहित अस्पताली कचरे को छांटे बिना निपटान करने के कारण होने वाले स्वास्थ्य खतरे के विषय में जागरूकता उत्पन्न करना।
- अपशिष्ट के उठाने-धरने, पृथकीकरण, ढुलाई, विसंक्रमण, लेबल लगाने, भण्डारण और निपटान के पहलुओं को प्रकट करना।

- अस्पताली अपशिष्ट प्रबंधन के प्रभावी साधनों के लिए बेहतर कार्यकलाप शुरू करना। अस्पताल में सफाई कर्मचारी ऐसे व्यक्ति हैं जो कचरे से उत्पन्न खतरों के नजदीकी संपर्क में रहते हैं क्योंकि वे झाड़ू लगाते हैं, अपशिष्ट एकत्र करते हैं और इसकी ढुलाई करते हैं। उन्हें गहन एवं सतत् शिक्षण कार्यक्रमों के माध्यम से व्यावसायिक स्वास्थ्य जोखिमों के बारे में शिक्षित करने की आवश्यकता है। उन्हें खासकर ऐसे संक्रमण और रोगों के बारे में जानकारी दी जानी चाहिए जो उन्हें अस्पताली अपशिष्ट उठाते-धरते समय हो सकते हैं। अपशिष्ट को अंधाधुंध फेंक देने के कारण दुर्घटनावश नुकीली वस्तुएं चुभने और उनसे कटने के खतरों के बाबत् एवं सुइयों एवं तेज धार वस्तुओं को उठाने-धरने के विषय में सफाई कार्मिकों को शिक्षित किया जाना चाहिए। कचरे को उठाते-धरते और उसकी ढुलाई करते समय सुरक्षात्मक उपकरणों के प्रयोग सहित सुरक्षित तरीकों का प्रदर्शन शिक्षण कार्यक्रम का महत्वपूर्ण भाग होना चाहिए। चिकित्सा एवं पराचिकित्सा कार्मिकों को अस्पताली अपशिष्ट प्रबंधन प्रणाली पूरी तरह समझनी चाहिए। उन्हें पर्यवेक्षण एवं निगरानी पर भी ध्यान देना चाहिए।

शिक्षण सामग्री का विन्यास एवं विकास

अस्पताली अपशिष्ट प्रबंधन की बेहतर समझ के लिए समुचित शैक्षिक सामग्री विकसित करने की आवश्यकता है।

(क) प्रशिक्षण कार्यक्रम में उपयोगी शिक्षण एवं प्रशिक्षण सहायक सामग्री इस प्रकार है–

  i. मुद्रित सामग्री-हैंडबिल, फ्लिप चार्ट, पोस्टर, पुस्तकें, मैनुअल, बुकलेट आदि।

  ii. दृश्य-श्रव्य कार्यक्रम-स्लाइड शो, ओ एच पी (ओवर हैड प्रोजेक्टर), वीडियों फिल्में आदि।

(ख) प्रशिक्षण कार्यक्रमों के लिए पद्धतियाँ

  i. सामूहिक चर्चाएं-जो कर्मचारियों के विभिन्न वर्गों से हो सकती है।

  ii. व्याख्यान

  iii. मोड्यूलर प्रशिक्षण

  iv. स्थितिगत विश्लेषण और समस्याओं के निवारण का सत्र

  v. क्षेत्र-दौरे

स्वाध्ययन सहित सभी उपरोक्त पद्धतियों को सत्र में शामिल किया जाना चाहिए।

अस्पताल के विभिन्न श्रेणियों के कर्मचारियों की प्रशिक्षण संबंधी आवश्यकताओं का मूल्यांकन करने के बाद उसी के अनुसार समुचित जागरूकता एवं शिक्षण

कार्यनीतियां बनाई जानी चाहिए। इन कार्यनीतियों के सफलतापूर्वक कार्यान्वयन से बेहतर अस्पताली अपशिष्ट प्रबंधन के नजरिए में परिवर्तन पर जोर देना चाहिए।

शिक्षण कार्यक्रमों की प्रभावकारिता की जांच करने के लिए आवधिक मूल्यांकन भी किए जा सकते हैं। मूल्यांकन रिपोर्टों के निश्कर्शों के आधार पर भविष्य के कार्यक्रमों को सांशोधित किया जा सकता है।

शिक्षण कार्यक्रम के लिए प्रशिक्षण

प्रशिक्षक अस्पताली अपशिष्ट प्रबंधन में विशेषज्ञ होना चाहिए–

- वह एक अच्छा प्रवक्ता होना चाहिए जिसे स्थानीय भाषा का अच्छा ज्ञान हो।
- प्रशिक्षक को अस्पताली अपशिष्ट प्रबंधन और इसके प्रभावी कार्यान्वयन से संबंधित विभिन्न मसलों की पहचान और उनका समाधान करने में सक्षम होना चाहिए।
- प्रशिक्षक को अस्पताली अपशिष्ट प्रबंधन संबंधी नई बातों, नए तौर-तरीकों (पद्धतियों) और तकनीकों के विषय में जानकारी होनी चाहिए।
- उसे प्रलेखन और अनुसंधान कार्य में भी भाग लेना चाहिए।
- उसे विभिन्न लक्षित समूहों के लिए शिक्षण कार्यक्रमों का समन्वय करने में सक्षम होना चाहिए।
- उसे शिक्षण कार्यक्रमों में लगे कर्मिकों से नियमित रूप से सूचना (फीडबैक) प्राप्त करते रहना चाहिए।

अस्पताली अपशिष्ट के उचित प्रबंधन के लिए शिक्षा और प्रशिक्षण एक महत्वपूर्ण पहलू है। इसके माध्यम से अस्पताली अपशिष्ट प्रबंधन के विभिन्न स्तरों पर लगे कर्मचारी, प्रणाली की व्यवहारिकताओं को जानते हैं।

शिक्षा और प्रशिक्षण, अस्पताली अपशिष्ट के समुचित प्रबंधन को सुनिश्चित करने का एक महत्वपूर्ण पहलू बनाता है। इसके जरिए अस्पताली अपशिष्ट प्रबंधन में लगे विभिन्न स्तरों के कर्मचारी इस पद्धति की व्यवहारिकता को जान पाते हैं।

शिक्षण कार्यक्रम अधोलिखित शर्तें पूरी करता हो

- वह मौजूदा समस्याओं को पहचानने और उनसे निपटने में सक्षम हो।
- लक्षित समूह को समय-समय पर नियमित जानकारी देने में सक्षम हो।
- यदि जरुरत पड़े तो परिवर्तन किए जाने की गुंजाइश होनी चाहिए।
- विभिन्न लक्षित समूहों को समस्या-समाधान और सुझावों आदि के लिए आपसी कार्यवाही हेतु इकट्ठा किया जाना चाहिए।

अनुबंध

1

The Environment (Protection) Act, 1986

No. 29 OF 1986

[*23rd May, 1986*]

An Act to provide for the protection and improvement of environment and for matters connected therewith:

Whereas the decisions were taken at the United Nations Conference on the Human Environment held at Stockholm in June, 1972, in which India participated, to take appropriate steps for the protection and improvement of human environment;

And whereas it is considered necessary further to implement the decisions aforesaid in so far as they relate to the protection and improvement of environment and the prevention of hazards to human beings, other living creatures, plants and property;

Be it enacted by Parliament in the thirty-seventh year of the Republic of India as follows:

CHAPTER I

PRELIMINARY

1. Extent and Commencement

1. This Act may be called the Environment (Protection) Act, 1986.
2. It extends to the whole of India.
3. It shall come into force on such date as the Central Government may, by notification in the Official Gazette, appoint and different

dates may be appointed for different provisions of this Act and for different areas.

2. Definitions

In this Act, unless the context otherwise requires—

a. "Environment" includes water, air and land and the inter-relationship which exists among and between water, air and land, and human beings, other living creatures, plants, micro-organism and property;
b. "Environmental pollutant" means any solid, liquid or gaseous substance present in such concentration as may be, or tend to be, injurious to environment;
c. "Environmental pollution" means the presence in the environment of any environmental pollutant;
d. "Handling", in relation to any substance, means the manufacture, processing, treatment, package, storage, transportation, use, collection, destruction, conversion, offering for sale, transfer or the like of such substance;
e. "Hazardous substance" means any substance or preparation which, by reason of its chemical or physico-chemical properties or handling, is liable to cause harm to human beings, other living creatures, plant, micro-organism, property or the environment;
f. "Occupier", in relation to any factory or premises, means a person who has, control over the affairs of the factory or the premises and includes, in relation to any substance, the person in possession of the substance;
g. "Prescribed" means prescribed by rules made under this Act.

CHAPTER II

GENERAL POWERS OF THE CENTRAL GOVERNMENT

3. Power of Central Government to Take Measures to Protect and Improve Environment

1. Subject to the provisions of this Act, the Central Government shall have the power to take all such measures as it deems necessary or expedient for the purpose of protecting and improving the

quality of the environment and preventing, controlling and abating environmental pollution.

2. In particular, and without prejudice to the generality of the provisions of sub-section (1), such measures may include measures with respect to all or any of the following matters, namely:
   i. Co-ordination of actions by the State Governments, officers and other authorities:
      a. Under this Act, or the rules made thereunder, or
      b. Under any other law for the time being in force which is relatable to the objects of this Act;
   ii. Planning and execution of a nation-wide programme for the prevention, control and abatement of environmental pollution;
   iii. laying down standards for the quality of environment in its various aspects;
   iv. laying down standards for emission or discharge of environmental pollutants from various sources whatsoever:

      Provided that different standards for emission or discharge may be laid down under this clause from different sources having regard to the quality or composition of the emission or discharge of environmental pollutants from such sources;
   v. restriction of areas in which any industries, operations or processes or class of industries, operations or processes shall not be carried out or shall be carried out subject to certain safeguards;
   vi. laying down procedures and safeguards for the prevention of accidents which may cause environmental pollution and remedial measures for such accidents;
   vii. laying down procedures and safeguards for the handling of hazardous substances;
   viii. examination of such manufacturing processes, materials and substances as are likely to cause environmental pollution;
   ix. carrying out and sponsoring investigations and research relating to problems of environmental pollution;
   x. inspection of any premises, plant, equipment, machinery, manufacturing or other processes, materials or substances and giving, by order, of such directions to such authorities, officers or persons as it may consider necessary to take steps for the prevention, control and abatement of environmental pollution;

xi. Establishment or recognition of environmental laboratories and institutes to carry out the functions entrusted to such environmental laboratories and institutes under this Act;

xii. Collection and dissemination of information in respect of matters relating to environmental pollution;

xiii. Preparation of manuals, codes or guides relating to the prevention, control and abatement of environmental pollution;

xiv. Such other matters as the Central Government deems necessary or expedient for the purpose of securing the effective implementation of the provisions of this Act.

3. The Central Government may, if it considers it necessary or expedient so to do for the purpose of this Act, by order, published in the Official Gazette, constitute an authority or authorities by such name or names as may be specified in the order for the purpose of exercising and performing such of the powers and functions (including the power to issue directions under section 5) of the Central Government under this Act and for taking measures with respect to such matters referred to in subsection (2) as may be mentioned in the order and subject to the supervision and control of the Central Government and the provisions of such order, such authority or authorities may exercise any powers or perform the functions or take the measures so mentioned in the order as if such authority or authorities had been empowered by this Act to exercise those powers or perform those functions or take such measures.

4. Appointment of Officers and Their Powers, and Functions

1. Without prejudice to the provisions of sub-section (3) of section 3, the Central Government may appoint officers with such designations as it thinks fit for the purposes of this Act and may entrust to them such of the powers and functions under this Act as it may deem fit.
2. The officers appointed under sub-section (1) shall be subject to the general control and direction of the Central Government or, if so directed by that Government, also of the authority or authorities, if any, constituted under subsection (3) of section 3 or of any other authority or officer.

5. Power to give directions

Notwithstanding anything contained in any other law but subject to the provisions of this Act, the Central Government may, in the exercise of its powers and performance of its functions under this Act, issue directions in writing to any person, officer or any authority and such person, officer or authority shall be bound to comply with such directions.

Explanation—For the avoidance of doubts, it is hereby declared that the power to issue directions under this section includes the power to direct--

a. The closure, prohibition or regulation of any industry, operation or process; or
b. Stoppage or regulation of the supply of electricity or water or any other service.

6. Rules to regulate environmental pollution

1. The Central Government may, by notification in the Official Gazette, make rules in respect of all or any of the matters referred to in section 3.
2. In particular, and without prejudice to the generality of the foregoing power, such rules may provide for all or any of the following matters, namely:--
   a. The standards of quality of air, water or soil for various areas and purposes;
   b. The maximum allowable limits of concentration of various environmental pollutants (including noise) for different areas;
   c. The procedures and safeguards for the handling of hazardous substances;
   d. The prohibition and restrictions on the handling of hazardous substances in different areas;
   e. The prohibition and restrictions on the location of industries and the carrying on processes and operations in different areas;
   f. The procedures and safeguards for the prevention of accidents which may cause environmental pollution and for providing for remedial measures for such accidents.

CHAPTER III

PREVENTION, CONTROL, AND ABATEMENT OF ENVIRONMENTAL POLLUTION

7. Persons carrying on any industry operation, etc., Not to allow emission or discharge of environmental pollutants in excess of the standards

No person carrying on any industry, operation or process shall discharge or emit or permit to be discharged or emitted any environmental pollutants in excess of such standards as may be prescribed.

8. Persons handling hazardous substances to comply with procedural safeguards

No person shall handle or cause to be handled any hazardous substance except in accordance with such procedure and after complying with such safeguards as may be prescribed.

9. Furnishing of information to authorities and agencies in certain cases

1. Where the discharge of any environmental pollutant in excess of the prescribed standards occurs or is apprehended to occur due to any accident or other unforeseen act or event, the person responsible for such discharge and the person in charge of the place at which such discharge occurs or is apprehended to occur shall be bound to prevent or mitigate the environmental pollution caused as a result of such discharge and shall also forthwith--
   a. intimate the fact of such occurrence or apprehension of such occurrence; and
   b. be bound, if called upon, to render all assistance, to such authorities or agencies as may be prescribed.
2. On receipt of information with respect to the fact or apprehension on any occurrence of the nature referred to in sub-section (1), whether through intimation under that sub-section or otherwise, the authorities or agencies referred to in sub-section (1) shall, as early as practicable, cause such remedial measures to be taken as necessary to prevent or mitigate the environmental pollution.
3. The expenses, if any, incurred by any authority or agency with respect to the remedial measures referred to in sub-section

(2), together with interest (at such reasonable rate as the Government may, by order, fix) from the date when a demand for the expenses is made until it is paid, may be recovered by such authority or agency from the person concerned as arrears of land revenue or of public demand.

10. Powers of entry and inspection

1. Subject to the provisions of this section, any person empowered by the Central Government in this behalf shall have a right to enter, at all reasonable times with such assistance as he considers necessary, any place--
    a. For the purpose of performing any of the functions of the Central Government entrusted to him;
    b. For the purpose of determining whether and if so in what manner, any such functions are to be performed or whether any provisions of this Act or the rules made thereunder or any notice, order, direction or authorisation served, made, given or granted under this Act is being or has been complied with;
    c. For the purpose of examining and testing any equipment, industrial plant, record, register, document or any other material object or for conducting a search of any building in which he has reason to believe that an offence under this Act or the rules made thereunder has been or is being or is about to be committed and for seizing any such equipment, industrial plant, record, register, document or other material object if he has reason to believe that it may furnish evidence of the commission of an offence punishable under this Act or the rules made thereunder or that such seizure is necessary to prevent or mitigate environmental pollution.
2. Every person carrying on any industry, operation or process of handling any hazardous substance shall be bound to render all assistance to the person empowered by the Central Government under sub-section (1) for carrying out the functions under that sub-section and if he fails to do so without any reasonable cause or excuse, he shall be guilty of an offence under this Act.
3. If any person wilfully delays or obstructs any persons empowered by the Central Government under sub-section

(1) in the performance of his functions, he shall be guilty of an offence under this Act.

4. The provisions of the Code of Criminal Procedure, 1973, or, in relation to the State of Jammu and Kashmir, or an area in which that Code is not in force, the provisions of any corresponding law in force in that State or area shall, so far as may be, apply to any search or seizures under this section as they apply to any search or seizure made under the authority of a warrant issued under section 94 of the said Code or as the case may be, under the corresponding provision of the said law.

11. Power to take sample and procedure to be followed in connection therewith

1. The Central Government or any officer empowered by it in this behalf, shall have power to take, for the purpose of analysis, samples of air, water, soil or other substance from any factory, premises or other place in such manner as may be prescribed.
2. The result of any analysis of a sample taken under sub-section (1) shall not be admissible in evidence in any legal proceeding unless the provisions of sub-sections (3) and (4) are complied with.
3. Subject to the provisions of sub-section (4), the person taking the sample under sub-section (1) shall--
   a. Serve on the occupier or his agent or person in charge of the place, a notice, then and there, in such form as may be prescribed, of his intention to have it so analysed;
   b. In the presence of the occupier of his agent or person, collect a sample for analysis;
   c. Cause the sample to be placed in a container or containers which shall be marked and sealed and shall also be signed both by the person taking the sample and the occupier or his agent or person;
   d. Send without delay, the container or the containers to the laboratory established or recognised by the Central Government under section 12.
4. When a sample is taken for analysis under sub-section (1) and the person taking the sample serves on the occupier or his agent or person, a notice under clause (a) of sub-section (3), then

a. In a case where the occupier, his agent or person wilfully absents himself, the person taking the sample shall collect the sample for analysis to be placed in a container or containers which shall be marked and sealed and shall also be signed by the person taking the sample, and

b. In a case where the occupier or his agent or person present at the time of taking the sample refuses to sign the marked and sealed container or containers of the sample as required under clause (c) of sub-section (3), the marked and sealed container or containers shall be signed by the person taking the samples, and the container or containers shall be sent without delay by the person taking the sample for analysis to the laboratory established or recognised under section 12 and such person shall inform the Government Analyst appointed or recognised under section 12 in writing, about the wilfull absence of the occupier or his agent or person, or, as the case may be, his refusal to sign the container or containers.

12. Environmental laboratories

1. The Central Government may, by notification in the Official Gazette--
   a. Establish one or more environmental laboratories;
   b. Recognise one or more laboratories or institutes as environmental laboratories to carry out the functions entrusted to an environmental laboratory under this Act.
2. The Central Government may, by notification in the Official Gazette, make rules specifying--
   a. The functions of the environmental laboratory;
   b. The procedure for the submission to the said laboratory of samples of air, water, soil or other substance for analysis or tests, the form of the laboratory report thereon and the fees payable for such report;
   c. Such other matters as may be necessary or expedient to enable that laboratory to carry out its functions.

13. Government Analysts

The Central Government may by notification in the Official Gazette, appoint or recognise such persons as it thinks fit and having the prescribed qualifications to be Government Analysts for the purpose of analysis of samples of air, water, soil or other substance sent for analysis to any environmental laboratory established or recognised under sub-section (1) of section 12.

14. Reports of government analysts

Any document purporting to be a report signed by a Government analyst may be used as evidence of the facts stated therein in any proceeding under this Act.

15. Penalty for contravention of the provisions of the Act and the rules, orders and directions

1. Whoever fails to comply with or contravenes any of the provisions of this Act, or the rules made or orders or directions issued thereunder, shall, in respect of each such failure or contravention, be punishable with imprisonment for a term which may extend to five years with fine which may extend to one lakh rupees, or with both, and in case the failure or contravention continues, with additional fine which may extend to five thousand rupees for every day during which such failure or contravention continues after the conviction for the first such failure or contravention.
2. If the failure or contravention referred to in sub-section (1) continues beyond a period of one year after the date of conviction, the offender shall be punishable with imprisonment for a term which may extend to seven years.

16. Offences by companies

1. Where any offence under this Act has been committed by a company, every person who, at the time the offence was committed, was directly in charge of, and was responsible to, the company for the conduct of the business of the company, as well as the company, shall be deemed to be guilty of the offence and shall be liable to be proceeded against and punished accordingly:

   Provided that nothing contained in this sub-section shall render any such person liable to any punishment provided in this Act, if he proves that the offence was committed without his knowledge or that he exercised all due diligence to prevent the commission of such offence.
2. Notwithstanding anything contained in sub-section (1), where an offence under this Act has been committed by a company and it is proved that the offence has been committed

with the consent or connivance of, or is attributable to any neglect on the part of, any director, manager, secretary or other officer of the company, such director, manager, secretary or other officer shall also be deemed to be guilty of that offence and shall be liable to be proceeded against and punished accordingly.

Explanation--For the purpose of this section--

a. "Company" means anybody corporate and includes a firm or other association of individuals;
b. "Director", in relation to a firm, means a partner in the firm.

17. Offences by government departments

1. Where an offence under this Act has been committed by any Department of Government, the Head of the Department shall be deemed to be guilty of the offence and shall be liable to be proceeded against and punished accordingly.

   Provided that nothing contained in this section shall render such Head of the Department liable to any punishment if he proves that the offence was committed without his knowledge or that he exercised all due diligence to prevent the commission of such offence.
2. Notwithstanding anything contained in sub-section (1), where an offence under this Act has been committed by a Department of Government and it is proved that the offence has been committed with the consent or connivance of, or is attributable to any neglect on the part of, any officer, other than the Head of the Department, such officer shall also be deemed to be guilty of that offence and shall be liable to be proceeded against and punished accordingly.

CHAPTER IV

MISCELLANEOUS

18. Protection of action taken in good faith

No suit, prosecution or other legal proceeding shall lie against the Government or any officer or other employee of the Government or any authority constituted under this Act or any member, officer or other employee of such authority in respect of anything which is done or intended to be done in good faith in pursuance of this Act or the rules made or orders or directions issued thereunder.

19. Cognizance of offences

No court shall take cognizance of any offence under this Act except on a complaint made by--

a. The Central Government or any authority or officer authorised in this behalf by that Government, or
b. Any person who has given notice of not less than sixty days, in the manner prescribed, of the alleged offence and of his intention to make a complaint, to the Central Government or the authority or officer authorised as aforesaid.

20. Information, reports or returns

The Central Government may, in relation to its function under this Act, from time to time, require any person, officer, State Government or other authority to furnish to it or any prescribed authority or officer any reports, returns, statistics, accounts and other information and such person, officer, State Government or other authority shall be bound to do so.

21. Members, officers and employees of the authority constituted under section 3 to be public servants

All the members of the authority, constituted, if any, under section 3 and all officers and other employees of such authority when acting or purporting to act in pursuance of any provisions of this Act or the rules made or orders or directions issued thereunder shall be deemed to be public servants within the meaning of section 21 of the Indian Penal Code.

22. Bar of jurisdiction

No civil court shall have jurisdiction to entertain any suit or proceeding in respect of anything done, action taken or order or direction issued by the Central Government or any other authority or officer in pursuance of any power conferred by or in relation to its or his functions under this Act.

23. Power to delegate

Without prejudice to the provisions of sub-section (3) of section 3, the Central Government may, by notification in the Official Gazette, delegate, subject to such conditions and limitations as may be specified in the notifications, such of its powers and functions under this Act [except the powers to constitute an authority under sub-section (3) of section 3 and to make rules under section 25] as it may deem necessary or expedient, to any officer, State Government or other authority.

24. Effect of other laws

1. Subject to the provisions of sub-section (2), the provisions of this Act and the rules or orders made therein shall have effect notwithstanding anything inconsistent therewith contained in any enactment other than this Act.
2. Where any act or omission constitutes an offence punishable under this Act and also under any other Act then the offender found guilty of such offence shall be liable to be punished under the other Act and not under this Act.

25. Power to make rules

1. The Central Government may, by notification in the Official Gazette, make rules for carrying out the purposes of this Act.
2. In particular, and without prejudice to the generality of the foregoing power, such rules may provide for all or any of the following matters, namely--
   a. The standards in excess of which environmental pollutants shall not be discharged or emitted under section
   b. The procedure in accordance with and the safeguards in compliance with which hazardous substances shall be handled or caused to be handled under section
   c. The authorities or agencies to which intimation of the fact of occurrence or apprehension of occurrence of the discharge of any environmental pollutant in excess of the prescribed standards shall be given and to whom all assistance shall be bound to be rendered under sub-section (1) of section
   d. The manner in which samples of air, water, soil or other substance for the purpose of analysis shall be taken under sub-section (1) of section
   e. The form in which notice of intention to have a sample analysed shall be served under clause (a) of sub-section (3) of section
   f. The functions of the environmental laboratories, the procedure for the submission to such laboratories of samples of air, water, soil and other substances for analysis or test; the form of laboratory report; the fees payable for such report and other matters to enable

such laboratories to carry out their functions under sub-section (2) of section 12;

g. The qualifications of Government Analyst appointed or recognised for the purpose of analysis of samples of air, water, soil or other substances under section 13
h. The manner in which notice of the offence and of the intention to make a complaint to the Central Government shall be given under clause (b) of section 19
i. The authority of officer to whom any reports, returns, statistics, accounts and other information shall be furnished under section 20;
j. Any other matter which is required to be, or may be, prescribed.

26. Rules made under this Act to be laid before Parliament

Every rule made under this Act shall be laid, as soon as may be after it is made, before each House of Parliament, while it is in session, for a total period of thirty days which may be comprised in one session or in two or more successive sessions, and if, before the expiry of the session immediately following the session or the successive sessions aforesaid, both Houses agree in making any modification in the rule or both Houses agree that the rule should not be made, the rule shall thereafter have effect only in such modified form or be of no effect, as the case may be; so, however, that any such modification or annulment shall be without prejudice to the validity of anything previously done under that rule.

This Act of Parliament received the assent of the President of India on the 23rd May, 1986

अनुबंध

2

रजिस्ट्री सं० डी० एल०-33004/99 REGD. NO. D. L.-33004/99

भारत का राजपत्र
The Gazette of India

असाधारण
EXTRAORDINARY
भाग II—खण्ड 3—उपखण्ड (ii)
PART II—Section 3—Subsection (ii)
प्राधिकार से प्रकाशित
PUBLISHED BY AUTHORITY

सं. 1626 नई दिल्ली, बुधवार, अगस्त 24, 2011/भाद्र 2, 1933

पर्यावरण और वन मंत्रालय

अधिसूचना

नई दिल्ली, 24 अगस्त, 2011

का.आ. 1955 (अ)—भारत सरकार के पर्यावरण और वन मंत्रालय ने समय-समय पर यथासंशोधित का.आ 630(अ), तारीख 20 जुलाई, 1998 द्वारा अधिसूचना जीव-चिकित्सा अपशिष्ट (प्रबंधन और हथालन) नियम, 1998 के माध्यम से देश में सृजित जीव-चिकित्सा अपशिष्ट के प्रबंधन हेतु एक विनियामक ढांचे का उपबंध, किया है।

और केन्द्रीय सरकार लोक हित में और पर्यावरणीय तथा स्वास्थ्य चिंताओं का समाधान करने के लिए, पूर्व मं प्रकाशित नियमों का, विहित प्राधिकारियों को और अधिक प्रभावी रूप से नियमों का कार्यान्वयन करने हेतु समर्थ बनाने के लिए पुनर्विलोकन करना आवश्यक समझती है जिससे जीव-चिकित्सा अपशिष्ट सृजन में कमी आए और इसका समुचित उपचार और व्ययन भी हो सके तथा इन अपशिष्टों का पर्यावरणीय दृष्टि से सुस्थित प्रबंधन सुनिश्चित किया जा सके।

प्रारूप नियम

और कतिपय नियमों का निम्नलिख्ति प्रारूप, जिसे केन्द्रीय सरकार पर्यावरण (संरक्षण) अधिनियम, 1986 (1986 का 29) की धारा 6, धारा 8 और धारा 25 द्वारा प्रदत्त शक्तियों का प्रयोग करते हुए और जीव-चिकित्सा अपशिष्ट (प्रबंधन और हथालन) नियम, 1998 को अधिक्रांत करते हुए बनाने का प्रस्ताव करती है, उन सभी की जानकारी के लिए प्रकाशित किया जाता है जिनके उससे प्रभावित होने की संभावना; और सूचना दी जाती है कि उक्त प्रारूप नियमों पर केन्द्रीय सरकार द्वारा इस अधिसूचना के राजपत्र मं प्रकाशित होने की तारीख से साठ दिनों की अवधि की समाप्ति के पश्चात् विचार किया जाएगा;

आक्षेप या सुझाव, जो विनिर्दिष्ट अवधि के पूर्व उक्त प्रारूप नियमों की बाबत में किसी व्यक्ति और संस्था से प्राप्त हो सकेंगे केन्द्रीय सरकार द्वारा विचार किया जाएगा;

ऐसा कोई व्यक्ति जो प्रारूप नियमों के संबंध में कोई आक्षेप या सुझाव देना चाहता है इस प्रकार विनिर्दिष्ट अवधि के भीतर संयुक्त सचिव (परसंकटमय पदार्थ प्रबंधन प्रभाग), पर्यावरण और वन मंत्रालय, पर्यावरण भवन, केन्द्रीय सरकार कार्यालय (सीजीओ) कॉम्पलेक्स, लोधी रोड, नई दिल्ली–110003 को उसे भेज सकेगा।

1. संक्षिप्त नाम और प्रारंभ

(i) इन नियमों का संक्षिप्त नाम जीव-चिकित्सा अपशिष्ट (प्रबंधन और हथालन) नियम, 2011 है।

(ii) ये राजपत्र मं प्रकाशन की तारीख को प्रवृत्त होंगे।

2. लागू होना

(i) ये नियम उन सभी व्यक्तियों को लागू होंगे जो किसी भी रूप में जीव अपशिष्ट का जनन, संग्रहण, ग्रहण, भंडारण, परिवहन, उपचार, व्ययन या हथालन करते हैं और निम्नलिखित पर लागू नहीं होंगे–

(क) रेडियोधर्मी अपशिष्ट जो परमाणु ऊर्जा अधिनियम, 1962, और उसके अधीन बनाए गए नियमों के उपबंधों के अधीन आते हैं, किए गए;

(ख) पर्यावरण (संरक्षण) अधिनियम, 1998 (जिसे इसके पश्चात् अधिनियम कहा गया है) के अधीन बनाए गए परिसंकटमय रसायनों का विनिर्माण, भंडारण और आयात नियम, 1989, के अधीन आने वाले परिसंकटमय रसायन;

(ग) अधिनियम के अधीन बनाए गए नगरीय ठोस अपशिष्ट (प्रबंधन और हथालन) नियम, 2000 के अधीन आने वाले अपशिष्ट;

(घ) अधिनियम के अधीन बनाए गए बैटरी (प्रबंधन और हथालन) नियम, 2001 के अधीन आने वाले लैड एसिड बैटरियां;

(ङ) अधिनियम के अधीन बनाए गए परिसंकटमय अपशिष्ट (प्रबंधन, हथालन और सीमापारीय संचालन) नियम, 2008 के अधीन आने वाले परिसंकमय अपशिष्ट।

3. परिभाषाएं—इन नियमों में, जब तक कि संदर्भ में अन्यथा अपेक्षित न हो—

(i) ''अधिनियम'' से पर्यावरण (संरक्षण) अधिनियम 1986 (1986 का 29) अभिप्रेत है;

(ii) ''पशु गृह'' ऐसा स्थान अभिप्रेत है जहाँ जीव-जंतुओं को अनुसंधान या परीक्षण के प्रयोजनों पशुओं का पालन पोषण किया जाता है/रखा जाता है;

(iii) ''प्राधिकरण'' से अभिप्राय इन नियमों और भारत सरकार के प्रदूषण नियंत्रण बोर्ड, पर्यावरण और वन मंत्रालय, स्वास्थ्य और परिवार कल्याण मंत्रालय के द्वारा जारी मार्गदर्शन सिद्धांतों के अनुसार जीव-चिकित्सा अपशिष्ट के जनन, संग्रहण, ग्रहण, भंडारण, परिवहन, उपचार, व्ययन और/या किसी भी अन्य प्रकार के ह्थालन के लिए विहित प्राधिकारी द्वारा प्राधिकृत कोई अनुमति अभिप्रेत है।

(iv) प्राधिकृत व्यक्ति से इन नियमों और केन्द्रीय प्रदूषण नियंत्रण बोर्ड, पर्यावरण और वन मंत्रालय, स्वास्थ्य और परिवार कल्याण मंत्रालय, भारत सरकार द्वारा बनाए गए नियमों और जारी किए गए मार्गदर्शन सिद्धांतों के अनुसार जीव-चिकित्सा अपशिष्ट के जनन, ग्रहण, भंडारण, परिवहन, उपचार, व्ययन और/या किसी भी अन्य प्रकार के हथालन हेतु विहित प्राधिकारी द्वारा प्राधिकृत कोई अधिभोगी या प्रचालक अभिप्रेत है।

(v) जीव-चिकित्सा अपशिष्ट से कोई ऐसा अपशिष्ट अभिप्रेत है, जिसका जनन मानवों या पशुओं के निदान, उपचार या प्रतिरक्षण के दौरान या उससे संबंधित अनुसंधान कार्यकलापों या जैविकीय उत्पादन या परीक्षण में जिसके अधीन इन नियमों की अनुसूची–1 में उल्लिखित प्रवर्ग भी है, के दौरान हुआ है;

(vi) ''जैविक'' से जीवों या सूक्ष्मजीवों का उपापच्छ या जैव रासायनिक प्रतिक्रियाओं के उत्पादों से बनाई गई विनिमितियाँ जो मानवों या पशुओं के

निदान प्रतिरक्षण या उपचार में या उससे संबंधित अनुसंधान कार्यकलापों में उपयोग के लिए आशयित हैं;

(vii) जैव चिकित्सा अपशिष्ट उपचार और व्ययन सुविधा से कोई ऐसी सुविधा अभिप्रेत है जिसमें जैव चिकित्सा अपशिष्ट का उपचार, व्ययन या एसे उपचार और व्ययन से आनुसंगिक प्रक्रियाएं की जाती हैं और इसमें सामान्य उपचार सुविधाएं भी सम्मिलित हैं;

(viii) अभिभोगी से ऐसा व्यक्ति अभिप्रेत है जैव चिकित्सीय अपशिष्ट का जनन करने वाली संस्था और परिसर पर प्रशासनिक नियंत्रण हो, और भवन पर प्रशासकीय नियंत्रण हो, जिसमें अस्पताल, नर्सिंग होम, क्लीनिक, औषधालय, पशु-चिकित्सा संस्थान, जीव जंतुसदन, विकृति विज्ञापन प्रयोगशाला, रक्त बैंक, स्वास्थ्य देख-रेख सुविधा और कलीनिकता प्रतिष्ठान भी सम्मिलित हैं, चाहे उन्हें किसी भी नाम से पुकारा जाता हो;

(ix) किसी समान जैव चिकित्सा अपशिष्ट उपचार सुविधा के प्रचालक से ऐसा कोई व्यक्ति अभिप्रेत है जो जीव-चिकित्सा अपशिष्ट के संग्रहण, ग्रहण, भंडारण, परिवहन, उपचार, व्ययन या किसी भी प्रकार के हथालन हेतु किसी साक्षा सुविधा का स्वामी है या उसे नियंत्रित या प्रचालित करता है;

(x) अनुसूची से इन नियमों से उपबद्ध अनुसूची अभिप्रेत है;

(xi) प्रारूप से इन नियमों से उपाबद्ध में प्रारूप अभिप्रेत है।

4. अधिभोगी के कर्त्तव्य

प्रत्येक अधिभोग का कर्त्तव्य होगा कि:

(i) यह सुनिश्चित करने के लिए सभी उपाय करें कि जीव-चिकित्सा अपशिष्ट का हथालन मानव स्वास्थ्य और पर्यावरण पर कोई प्रतिकूल प्रभाव डाले बिना इन नियमों के अनुसार है।

(ii) जीव-चिकित्सा अपशिष्ट के हथालन में अन्तर्विलित कर्मकारों और अन्यों को स्वास्थ्य की देख-रेख के लिए प्रशिक्षण प्रदान करें;

(iii) जीव-चिकित्सा अपशिष्ट के हथालन में अन्तर्विलित कर्मकारों और अन्यों को उन रोगों से बचाने के लिए अपने स्वास्थ्य का प्रतिरक्षण करे जिनका जीव-चिकित्सा के हथालन के कारण संक्रमण हो जाने की संभावना है।

(iv) इन नियमों के अनुसार जनन-बिन्दु पर जीव-चिकित्सा अपशिष्ट के पृथक्करण सुनिश्चित करना।

(v) समुचित और पर्याप्त व्यक्तिगत संरक्षणकारी उपस्कर प्रदान करते हुए जीव-चिकित्सा अपशिष्ट के हथालन में अनतर्विलित अपने सभी देख-रेख कर्मकारों और अन्यों की व्यावसायिक सुरक्षा सुनिश्चित करना।

(vi) जीव-चिकित्सा अपशिष्ट के हथालन में अन्तर्विलित अपने सभी स्वास्थ्य देख-रेख कर्मकारों और अन्यों के लिए वार्षिक स्वास्थ्य जांच आयोजित करना और उसका अभिलेख रखना।

(vii) जीव-चिकित्सा अपशिष्ट के आंतरिक रूप से हथालन हेतु अपेक्षित आवश्यक उपस्करों और सामग्री की नियमित आपूर्ति स्थापित करना।

(viii) जीव-चिकित्सा अपशिष्ट की मात्रा, विभिन्न प्रवर्ग और व्ययन की अंतिम पद्धति के अनुसार अनुसूची–1 में यथाविनिर्दिष्ट जीव-चिकित्सा अपशिष्ट प्रबंध का रजिस्टर अनुरक्षित करना और इसे प्रतिदिन अद्यतन करना।

(ix) जीव-चिकित्सा अपशिष्ट के हथालन के दौरान अप्रत्याशित अनचाही दुर्घटनाओं जैसे गहरी चोट लगना, पारे का विखराव, अग्नि संकट की रिपोर्ट करने की और उपचारात्मक कार्रवाई की पद्धति विकसित करना। ऐसे अभिलेखों को रखा जाएगा और वार्षिक रिपोर्ट के साथ विहित प्राधिकारी को प्रारूप–III में प्रस्तुत किया जाएगा तथा इसे शून्य रिपोर्ट होने पर भी उपदर्शित किया जाना चाहिए।

(x) यदि किसी सुविधा का प्रचालक आशचित समय के भीतर या सहमत अनुसूची के अनुसार जीव-चिकित्सा अपशिष्ट एकत्र नहीं करता तो विहित प्राधिकारी को तत्काल सूचित करना।

(xi) यदि 30 से अधिक बिस्तर की सुविधा हैं तो जीव-चिकित्सा अपशिष्ट प्रबंध से संबंधित कार्यकलापों का पुनर्विलोकन और मॉनीटर करने के लिए एक जीव-चिकित्सा अपशिष्ट प्रबंध प्रकोष्ठ या इकाई स्थापित करना। ऐसी इकाई या प्रकोष्ठ छह मास में एक बार बैठक करेंगे और उक्त बैठकों के कार्यवृत्त का अभिलेख वार्षिक रिपोर्ट सहित विहित प्राधिकारी को प्रस्तुत किया जाएगा।

5. साक्षा जीव-चिकित्सा अपशिष्ट उपचार सुविधा प्रचालक के कर्त्तव्य

(i) यह सुनिश्चित करने के लिए सभी आवश्यक कदम उठाए कि अधिभोगी से संग्रहित जीव-चिकित्सा अपशिष्ट का प्रत्येक प्रचालक का यह कर्त्तव्य होगा कि–हथालन, भंडारण उपचार और व्ययन इन नियमों के अनुसार मानव स्वास्थय और पर्यावरण पर प्रतिकूल प्रभाव डाले बिना किया जा रहा है।

(ii) स्वास्थ देख-रेख सुविधा से जीव-चिकित्सा अपशिष्ट का इन नियमों के अधीन विहित के अनुसार समय से एकत्रण को सुनिश्चित करना।

(iii) ऐसे स्वास्थ्य देख-रेख प्रतिष्ठानों (एचसीईई) या स्वास्थ्य देख-रेख सुविधाओं (एचसीएफ) के संबंध में, जो इन नियमों के प्रारूप 6 में यथाविहित के अनुसार पृथक किए गए जीव-चिकित्सा अपशिष्ट को सौंप नहीं रहे हों, विहित प्राधिकारी को तत्काल सूचित करना।

(iv) जीव-चिकित्सा अपशिष्ट के हथालन में अन्तर्विलित अपने सभी कर्मकारों को प्रशिक्षण प्रदान करना।

(v) जीव-चिकित्सा अपशिष्ट के हथालन में अर्चवलित संक्रमण की संभावना वाले रोगों के बचाव हेतु जीव-चिकित्सा अपशिष्ट के हथालन में सम्मिलित अपने सभी कर्मकारों की समुचित ढंग से तैनाती पूर्व चिकित्सा जांच और आवधिक चिकित्सा जांच और प्रतिरक्षण करवाना तथा उसके अभिलेख का अनुरक्षण करना।

(vi) जीव-चिकित्सा अपशिष्ट के हथालन में अन्तर्विलित अपने सभी कर्मकारों का समुचित और पर्याप्त व्यक्तिगत संरक्षणकारी उपस्कर प्रदान करते हुए उनकी व्यावसायिक सुरक्षा सुनिश्चित करना।

(vii) जीव-चिकित्सा अपशिष्ट के हथालन के दौरान अनाशयित दुर्घटनाओं जैसे गहरी चोट लगना, पारे का बिखराव, अग्नि संकट और की गई उपचारात्मक कार्रवाई की रिपोर्ट करने की प्रणाली विकसित करना। ऐसे अभिलेखों का अनुरक्षण और वार्षिक रिपोर्ट के साथ विहित प्राधिकारी को प्रारूप–III में प्रस्तुत करना तथा उसे शून्य रिपोर्ट होने पर भी दर्शाया जाना चाहिए।

(viii) अपने प्रत्येक उपचार उपस्कर के लिए बैच के भार; उपचारित अपशिष्ट की श्रेणियों; उपचार चक्र के समय, तारीख और अवधि तथा प्रचालन के कुल घंटों के अनुसार एक लॉग बुक रखना।

6. प्राधिकारियों के दायित्व

अनुसूची–6 के स्तंभ 2 में विनिर्दिष्ट प्राधिकारी इन नियमों के उपबंधों के अनुसार उक्त अनुसूची के स्तंभ 3 में यथानिविर्दिष्ट कर्त्तव्यों का निष्पादन करेगा।

7. उपचार और व्ययन

(i) जीव-चिकित्सा अपशिष्ट का उपचार और व्ययन अनुसूची–1 के अनुसार और अनुसूची 5 में विहित मानकों के अनुपालन में किया जाएगा।

(ii) किसी साझा जीव-चिकित्सा अपशिष्ट उपचार सुविधा के अधिभोगी या प्रचालक सहित कोई भी व्यक्ति जिसका जीव-चिकित्सा अपशिष्ट के

उपचार हेतु अनुसूची–1 में सूचीबद्ध के उपचार से भिन्न उपचार की नई प्रौद्योगिकियों का आशय है, केन्द्रीय सरकार या केन्द्रीय प्रदूषण नियंत्रण बोर्ड से नई प्रौद्योगिकी की उपयुक्तता का पूर्व अनुमोदन और मानकों या प्रचाल मानदंडों के निर्धारण हेतु संपर्क करेगा। अनुमोदन हो जाने पर, नई प्रौद्योगिकी हेतु मानक पर्यावरण और वन मंत्रालय द्वारा अधिसूचित किए जाएंगे और तदनुसार अनूसची–1 और 5 को उपान्तरित किया जाएगा।

(iii) प्रत्येक अधिभोगी अपना प्रचालन आरंभ करने से पहले या तो उसके परिसर में उत्पन्न जीव-चिकित्सा अपशिष्ट के उपचार के लिए अपशिष्ट के उपचार हेतु ऑटोक्लेव या माइक्रोवेव, श्रेडर जैसे अपने स्वयं के जीव-चिकित्सा अपशिष्ट उपचार उपस्कर स्थापित करेगा या किसी प्राधिकृत साझा जीव-चिकित्सा अपशिष्ट उपचार सुविधा या किसी अन्य प्राधिकृत अपशिष्ट उपचार सुविधा के माध्यम से जीव-चिकित्सा अपशिष्ट को अपेक्षित उपचार सुनिचित करेगा।

परन्तु यह और कि विहित प्राधिकारी पांच सौ या उससे अधिक बिस्तरों की क्षमता वाले अधिभोगी को प्राप्तकर्ता पर्यावरण और ऐसी कार्रवाई की आवश्यकता वाले स्थान के आधार पर एक भस्मक स्थापित करने के लिए प्राधिकृत कर सकेगा है।

(iv) किसी साझा जीव-चिकित्सा अपशिष्ट उपचार सुविधा का प्रत्येक प्रचालक अपना प्रचालन आरंभ करने से पहले उपचार के एक भाग के रूप में भस्मक, ऑटोक्लेव या माइक्रोवेव, श्रेडर और बहिस्राव उपचार संयंत्र स्थापित करेगा।

(v) जीव-चिकित्सा अपशिष्ट के हथालन हेतु क्लोरीनिकृत प्लास्टिक बैग्स के उपयोग को प्रतिसिद्ध किया जाएगा और साझा जीव-चिकित्सा अपशिष्ट उपचार सुविधा का अधिभोगी या प्रचालक ऐसे प्लास्टिकों को भस्क द्वारा व्ययन नहीं करेगा।

(vi) किसी साझा जीव-चिकित्सा अपशिष्ट उपचार सुविधा का अधिभोगी या प्रचालक प्लास्टिक और शीशे जैसे पुनर्चक्रण योग्य जैव-चिकित्सीय अपशिष्टों को संबंधित राज्य प्रदूषण नियंत्रण बोर्ड या संघ राज्य क्षेत्र की प्रदूषण नियंत्रण समिति की अनुमति प्राप्त प्राधिकृत पुनर्चक्रणकर्ताओं के माध्यम से ऑटोक्लोकिंग या माइक्रोवेविंग द्वारा उपचार सुनिश्चित करते हुए व्ययन करेगा और इसके बाद, जहाँ कहीं भी लागू हो, क्षतविक्षत/चिथड़े करते हुए व्ययन करेगा। अधिभोगी नीलाम या बेचे गए ऐसे पुनर्चक्रणयोग्य अपशिष्टों का अभिलेख रखेगा और उसे विहित प्राधिकारी को प्रस्तुत करेगा।

(vii) पारे वाले चिकित्सीय औजारों के टूट जाने की स्थिति में, पर्यावरण में पारे को छोड़े जाने से बचने या उसकी मात्रा कम करने के उद्देश्य से अधिभोगी द्वारा ऐसे अपशिष्ट को जहाँ तक संभव हो पृथक करने और केन्द्रीय सरकार और केन्द्रीय प्रदूषण नियंत्रण बोर्ड द्वारा जारी किए गए दिशानिर्देशों के अनुसार इसके समुचित एकत्रण, भंडारण तथा व्ययन के लिए आवश्यक सावधानियाँ बरती जाएंगी। यदि जीव-चिकित्सा अपशिष्ट में पारे की मात्रा परिसंकटमय अपशिष्ट (प्रबंधन, हथालन और सीमापारीय संचलन) नियम, 2008, के अधीन विनिर्दिष्ट सीमा से अधिक हो, तो उसका इन नियमों के अनुसार व्ययन किए जाने की आवश्यकता है।

8. पृथक्करण, पैकेजिंग, परिवहन और भंडारण

(i) अनुपचारित जीव-चिकित्सा अपशिष्ट को अन्य अपशिष्टों के साथ नहीं मिलाया जाएगा।

(ii) जीव-चिकित्सा अपशिष्ट को उसके भंडारण, परिवहन, उपचार और व्ययन से पहले अनुसूची–2 के अनुसार सृजन के स्थान पर आधान या थैलों में पृथक किया जाएगा।

(iii) आधान पर अनुसूची–3 के अनुसार लेबल लगाया जाएगा।

(iv) परिवहनकर्ता किसी अधिभोगी के परिसर केवल अनुसूची–4 में विहित आवश्यक सूचना सहित अनुसूची–3 में यथाविहित लेबल वाले जीव-चिकित्सा अपशिष्ट का ही किसी ऑफ साइट जीव-चिकित्सा अपशिष्ट उपचार सुविधा के लिए परिवहन करेगा।

(v) मोटर यान अधिनियम, 1988, या उसके अधीन बनाए गए नियमों में किसी बात के होते हुए भी सरकार द्वारा यथाविनिर्दिष्ट सक्षम प्राधिकारी द्वारा उक्त प्रयोजनार्थ प्राधिकृत किया है अनुपचारित जीव-चिकित्सा अपशिष्ट का परिवहन ऐसे यान में किया जाएगा।

(vi) प्रवर्ग 1, 2, 3 और 6 के अनुपचारित जीव-चिकित्सा अपशिष्ट का अड़तालीस घंटों की अवधि से अधिक भंडारण नहीं किया जाएगाः

परन्तु यदि किसी कारणवश ऐसे अपशिष्ट का उक्त अवधि से आगे भंडारण करना आवश्यक हो जाता है तो प्राधिकृत व्यक्ति विहित प्राधिकारी से पूर्व अनुमति लेगा और यह सुनिश्चित करने के उपाय करेगा कि इस अपशिष्ट से मानव स्वास्थ्य और पर्यावरण पर प्रतिकूल प्रभाव न पड़े।

(vii) क्षेत्र का नगर पालिका निकाय अस्पतालों और नर्सिंग होम में सृजित पृथक किया गया गैर जीव-चिकित्सा ठोस अपशिष्ट और साथ ही विधिवत उपचारित जीव-चिकित्सा अपशिष्टों को व्ययन हेतु उठाने और नगरपालिका के जमाव स्थल पर पहुंचाने का कार्य करता रहेगा।

9. विहित प्राधिकरण

(i) इन नियमों के उपबंधों के लिए विहित प्राधिकरण राज्यों के संबंध में राज्य प्रदूषण नियंत्रण बोर्ड और संघ राज्य क्षेत्रों के संबंध में प्रदूषण नियंत्रण समितियाँ होंगी।

(ii) सभी स्वास्थ्य देख-रेख प्रतिष्ठानों के संबंध में, जिसके अंतर्गत रक्षा मंत्रालय के अधीन सशस्त्र सेना के अस्पतालों, नर्सिंग होम, क्लीनिकों, औषधालयों, पशु-चिकित्सा संस्थानों, पशु-गृह, विकृति विज्ञान प्रयोगशालाओं और रक्त बैंक भी हैं, इन नियमों के उपबंधों के प्रवर्तन हेतु विहित प्राधिकारी महानिदेशक, सशस्त्र सेना चिकित्सा सेवाएं हैं। इस संबंध में विहित प्राधिकारी रक्षा मंत्राालय के पर्यवेक्षण और नियंत्रण के अधीन कार्य करेगा।

(iii) विहित प्राधिकारी संबंधित राज्य सरकार या संघ राज्य क्षेत्र प्रशासन के पर्यवेक्षण और नियंत्रण के अधीन कार्य करेगा।

(iv) विहित प्राधिकारी इन नियमों की अनुसूची–4 की क्रम संख्या 6 पर यथा-अनुबंधिता उत्तरदायित्वों का अनुपालन करेगा।

10. प्राधिकार के लिए प्रक्रिया

(i) जीव-चिकित्सा अपशिष्ट के सृजन या संग्रहण या ग्रहण या भंडारण या परिवहन या व्ययन और/या हथालन में अन्तर्विलित साझा जीव-चिकित्सा अपशिष्ट उपचार सुविधा का प्रत्येक अधिभोगी या प्रचालक, जीव-चिकित्सा अपशिष्ट सृजन की मात्रा चाहे कुछ भी हो, प्राधिकार प्रदान करने के लिए विहित प्राधिकारी को प्रारूप–1 में आवेदन करेगा।

(ii) विहित प्राधिकारी प्रारूप–1 की प्राप्ति पर ऐसी जांच करेगा जो वह उपयुक्त समझे और यदि उसका यह समाधान हो जाता है कि आवेदक के पास इन नियमों के अनुसार जीव-चिकित्सा अपशिष्ट के हथालन के लिए आवश्यक क्षमता है तो वह प्राधिकार यथास्थिति प्रदान या उसका नवीकरण कर सकेगा।

(iii) साझा जीव-चिकित्सा अपशिष्ट उपचार सुविधा का अधिभोगी/प्रचालक को अपशिष्ट प्रबंधन प्रणाली की पर्याप्तता प्रदर्शित करने के लिए समर्थ

बनाने हेतु प्रारूप–4 में एक वर्ष की परीक्षण अवधि हेतु अन्तिम प्राधिकार प्रदान किया जाएगा। परीक्षण अवधि के दौरान समाधानप्रद निष्पादन होने पर, प्राधिकार का पांच वर्ष की और अवधि के लिए नवीकरण किया जाएगा और यदि वह आवश्यक समझता है, तो पांच वर्षों की एक और अवधि के लिए किया जा सकेगा।

(iv) विहित प्राधिकारी द्वारा आवेदक को सुनवाई का उचित अवसर दिए जाने के पश्चात कारणों का और लेखबद्ध किए जाने वाले उसके कारणों से प्राधिकार के नवीकरण की मंजूरी या अस्वीकृति दी जा सकेगी।

(v) प्राधिकार के लिए प्रत्येक आवेदन का व्ययन विहित प्राधिकारी द्वारा ऐसे आवश्यक दस्तावेजों सहित सम्यक रूप में पूर्ण आवेदन की प्राप्ति की तारीख से नब्बे दिन की अवधि के भीतर किया जाएगा, जिसके न होने पर यह समझा जाएगा कि इन नियमों के अधीन सम्यक रूप से प्राधिकार दिया गया है।

(vi) यदि अधिभोगी या प्रचालक इस अधिनियम या इन नियमों के किसी उपबंध का अनुपालन करने में असफल रहता है, तो विहित प्राधिकारी लेखबद्ध किए जाने वाले कारणों से यदि कोई हो, प्राधिकार रद्द या निलंबित कर सकेगा

परन्तु कि अधिभोगी या प्रचालक को सुनवाई का उचित अवसर दिए बिना कोई भी प्राधिकार रद्द या निलंबित नहीं किया जाएगा।

(vii) प्रत्येक अधिभोगी या प्रचालक जीव-चिकित्सा अपशिष्ट के जनन, हथालन, उपचार और व्ययन संबंधी कार्यकलाप, जिसके लिए पूर्व में प्राधिकार दिया गया था, में किसी भी प्रकार के परिवर्तन की सूचना विहित प्राधिकारों को दी जाएगी और प्राधिकार की शर्तों में उपान्तरण के लिए प्रारूप–1 में नए सिरे से आवेदन प्रस्तुत किया जाएगा।

11. सलाहकार समिति

1. प्रत्येक राज्य या संघ राज्य क्षेत्र की सरकार राज्य स्वास्थ्य सचिव की अध्यक्षता में एक सलाहकार समिति का गठन करेगी। इस समिति में राज्य के स्वास्थ्य, पर्यावरण, शहरी विकास, पशुपालन और पशु चिकित्सा विज्ञान विभागों, राज्य प्रदूषण नियंत्रण बोर्ड या प्रदूषण नियंत्रण समिति, स्थानीय निकायों या शहरी या नगर निगमों के प्रतिनिधि, भारतीय चिकित्सा, समान जीव-चिकित्सा अपशिष्ट उपचार सुविधा और गैर-सरकारी संगठनों के प्रतिनिधि सम्मिलित होंगे।

सलाहकार समिति की छह मास में एक बार बैठक आयोजित की जाएगी और इसमें जीव-चिकित्सा अपशिष्ट (प्रबंधन और हथालन) नियम के कार्यान्वयन संबंधी विषयों का पुनर्विलोकन किया जाएगा।

2. उपर्युक्त उपनियम (i) में किसी बात के होते हुए भी, रक्षा मंत्रालय द्वारा उस मंत्रालय में इन नियमों के कार्यान्वयन संबंधी मामलों में महानिदेशक, सशस्त्र सेना चिकित्सा सेवा और रक्षा मंत्रालय को सलाह देने के लिए रक्षा मंत्रालय के अधीन सशस्त्र सेना की सभी स्वास्थ्य संबंधी देखभाल की सुविधाओं के संबंध में निम्नलिखित को मिलाकर एक सलाहकार समिति का गठन किया जाएगा; अर्थात्:

(i) सशस्त्र सेना चिकित्सा सेवा का अपर महानिदेशक ... अध्यक्ष

(ii) रक्षा मंत्रालय का एक प्रतिनिधि ... सदस्य
(उप सचिव से नीचे की पंक्ति का नहीं जिसे उस मंत्रालय द्वारा नामनिर्देशित किया जाएगा)

(iii) पर्यावरण और वन मंत्रालय का एक प्रतिनिधि ... सदस्य
(उप सचिव से नीचे की पंक्ति का नहीं जिसे उस मंत्रालय द्वारा नामनिर्देशित किया जाएगा)

(iv) स्वास्थ्य और परिवार कल्याण मंत्रालय का एक प्रतिनिधि ... सदस्य
(उप सचिव से नीचे की पंक्ति का नहीं जिसे उस मंत्रालय द्वारा नामनिर्देशित किया जाएगा)

(v) सशस्त्र सेना चिकित्सा महाविद्यालय/कमांड अस्पताल ... सदस्य
का एक प्रतिनिधि (डीजीएएफएमएस द्वारा नामनिर्देशित किया जाएगा)

रक्षा मंत्रालय अन्य सरकारी और गैर-सरकारी संगठनों से ऐसे प्रतिनिधियों को सहयोजित कर सकेगी जिन्हें जीव-चिकित्सा अपशिष्ट प्रबंध के क्षेत्र में विषेशज्ञता प्राप्त है।

3. सलाहकार समिति छह मास में एक बार बैठक करेगी जिसमें सशस्त्र सेना स्वास्थ्य सेवा सुविधाओं में जीव-चिकित्सा अपशिष्ट (प्रबंधन और हथालन) नियमों के कार्यान्वयन संबंधी सभी मामलों की समीक्षा की जाएगी।

4. सशस्त्र सेना स्वास्थ्य सुविधा में नियमों के कार्यान्वयन को मानिटर करनाः—

(क) केन्द्रीय प्रदूषण नियंत्रण बोर्ड रक्षा मंत्रालय के अधीन सभी सशस्त्र सेना स्वास्थ्य सेवा प्रतिष्ठानों के संबंध में इन नियमों के कार्यान्वयन को मानिटर करेगा;

(ख) सशस्त्र सेना चिकित्सा सेवा महानिदेशक को पूर्व सूचना देने के पश्चात्, और केन्द्रीय प्रदूषण नियंत्रण बोर्ड नियम 11के उपनियम (3) के अधीन गठित सलाहकार समिति के एक या अधिक प्रतिनिधियों के साथ, यदि आवश्यक समझे, किसी भी सशस्त्र सेना स्वास्थ्य देखभाल प्रतिष्ठान का निरीक्षण कर सकेगा।

5. जीव-चिकित्सा अपशिष्ट उत्पन्न करने वाली स्वास्थ्य सुविधाओं में जीव-चिकित्सा अपशिष्ट नियमों के अनुपालन को मानिटर करने के लिए सभी राज्य या संघ राज्य क्षेत्र को सरकारों द्वारा जिला-चिकित्सा अधिकारी या उसके द्वारा नामनिर्देशित अधिकारी की अध्यक्षता में जिलों में जिला-स्तरीय मानिटर समिति गठित की जाएगी और जिला स्तरीय मानिटर समिति द्वारा छह मास में अपनी रिपोर्ट राज्य सलाहकार समिति को प्रस्तुत की जाएगी तथा आगे की आवश्यक कार्रवाई हेतु रिपोर्ट की प्रति केन्द्रीय प्रदूषण नियंत्रण बोर्ड या पर्यावरण और वन मंत्रालय और संबंधित राज्य प्रदूषण नियंत्रण बोर्ड या प्रदूषण नियंत्रण समिति को भेजी जाएगी। जिला-चिकित्सा अधिकारी या उसके द्वारा नामनिर्देशित अधिकारी की अध्यक्षता वाली जिला स्तरीय निगरानी समिति में मुख्य चिकित्सा अधिकारी या जिला स्वास्थ्य अधिकारी, राज़्य प्रदूषण नियंत्रण बोर्ड या प्रदूषण नियंत्रण समिति, लोक स्वास्थ्य अभियंत्रण विभाग, स्थानीय निकायों या नगर निगम, भारतीय चिकित्सा संघ, साझा जीव-चिकित्सा अपशिष्ट प्रबंध के क्षेत्र में कार्यरत रजिस्ट्रीकृत गैर-सरकारी संगठनों के प्रतिनिधि सम्मिलित होंगे। आवश्यक होने पर इस समिति में अन्य सदस्यों को भी सम्मिलित किया जा सकेगा।

12. वार्षिक रिपोर्ट

(i) साझा जीव-चिकित्सा अपशिष्ट उपचार सुविधा का प्रत्येक अधिभोगी या प्रचालक विहित प्राधिकारी को प्रत्येक वर्ष की 31 जनवरी तक, पूर्ववर्ती वर्ष के दौरान प्रबंधित जीव-चिकित्सा अपशिष्टों के प्रवर्गों और मात्राओं के बारे में सूचनाओं को सम्मिलित करने के लिए विहित किए गए क्रमशः प्रारूप–2 या प्रारूप–2क में रिपोर्ट प्रस्तुत करेगा।

(ii) विहित प्राधिकारी करेगा इस सूचना को प्रत्येक वर्ष 31 मार्च्र तक केन्द्रीय प्रदूषण नियंत्रण बोर्ड को एक संकलित रूप में भेजेगा।

(iii) केन्द्रीय प्रदूषण नियंत्रण बोर्ड द्वारा इस सूचना को प्रत्येक वर्ष 30 जून तक पर्यावरण और वन मंत्रालय को एक संकलित रूप में भेजेगा।

13. अभिलेखों को रखा जाना

(i) प्रत्येक प्राधिकृत व्यक्ति द्वारा इन नियमों या जारी किए गए किन्हीं मार्गदर्शक सिद्धांतों के अनुसार जीव-चिकित्सा अपशिष्ट के जनन, संग्रहण, ग्रहण, भंडारण, परिवहन, उपचार, व्ययन और/या किसी अन्य स्वरूप के हथालन से संबंधित अभिलेख का अनुरक्षण करेगा।

(ii) सभी अभिलेख किसी भी समय विहित प्राधिकारी द्वारा निरीक्षण और सत्यापन के अध्यधीन होंगे।

14. दुर्घटना की रिपोर्टिंग

जब किसी संस्था या सुविधा या जीव-चिकित्सा अपशिष्ट का हथालन किए जाने वाले किसी स्थल पर या ऐसे अपशिष्ट के परिवहन के दौरान कोई दुर्घटना होती है, तो प्राधिकृत व्यक्ति द्वारा तुरन्त विहित प्राधिकारी को प्रारूप–3 में दुर्घटना की रिपोर्ट देगा।

15. अपील

(i) इन नियमों के अधीन विहित प्राधिकारी द्वारा किए गए आदेश से व्यक्ति कोई भी व्यक्ति उस तारीख से जिसको उसे आदेश की संसूचना दी जाती है तीस दिन के भीतर राज्य सरकार या संघ राज्य क्षेत्र प्रशासन के सचिव (पर्यावरण) को प्रारूप–5 में अपील कर सकेगाः

परन्तु प्राधिकारी तीस दिन की उक्त अवधि के समाप्त होने के पश्चात् अपील ग्रहण कर सकेगी यदि उसका यह समाधान हो जाता है कि अपीलार्थी को समय पर अपील फाइल करने से पर्याप्त कारण से रोका गया था।

(ii) इन नियमों के अधीन सशस्त्र सेना चिकित्सा सेवा के महानिदेशक के आदेश से व्यक्ति कोई भी व्यक्ति, उस तारीख से, जिसको उसे आदेश संसूचित किया जाता है, तीस दिन के भीतर केन्द्रीय सरकार के पर्यावरण और वन मंत्रालय को प्रारूप–5 में अपील प्रस्तुत कर सकेगाः

परन्तु प्राधिकारी तीस दिनों की उक्त अवधि के समाप्त होने के पश्चात् अपील पर ग्रहण कर सकेगा, यदि वह उसका यह समाधान हो जाता है कि अपीलार्थी को समय पर अपील फाइल न कर पाने से पर्याप्त कारण से रोका गया था।

16. सामान्य व्ययन या भस्मीकरण स्थल

इन नियमों के नियम 5 पर प्रतिकूल प्रभाव डाले बिना, यथास्थिति, नगर निगम, नगरपालिका या स्थानीय निकाय, अपने अधिकारिता के भीतर उत्पन्न जीव-चिकित्सा अपशिष्टों के लिए उपर्युक्त सामान्य व्ययन या भस्मीकरण स्थल उपलब्ध कराने के लिए जिम्मेदार होगा।

17. किसी सुविधा के अधिभोगी, प्रचालक का दायित्व

(i) सामान्य जीव-चिकित्सा अपशिष्ट उपचार सुविधा का अधिभोगी या प्रचालक, जीव-चिकित्सा अपशिष्टों के अनुचित हथालन या जीव-चिकित्सा अपशिष्टों के व्ययन निपटान के कारण पर्यावरण या जनता को होने वाले सभी नुकसानों के लिए जिम्मेदार होगा।

(ii) सामान्य जीव-चिकित्सा अपशिष्ट उपचार सुविधा का अधिभोगी या प्रचालन पर्यावरण (संरक्षण) अधिनियम, 1986 की धारा 5 और धारा 15 के अधीन कार्रवाई के लिए दायी होगा।

अनुसूची 1
(नियम 4 और 7 देखें)

प्रवर्ग	अपशिष्ट प्रवर्ग (प्रकार)	उपचार और व्ययन के विकल्प
प्रवर्ग सं. 1	**मानवीय शारीरिक अपशिष्ट** (मानवीय उत्तक, अंग, शरीर के अवयव)	भस्मीकरण@@
प्रवर्ग सं. 2	**पशु अपशिष्ट** (पशु उतक, अंग, शरीर के अवयव, मृत शरीर, रक्त साबित अंग, द्रव, रक्त और अनुसंधान में प्रयुक्त प्रयोगात्मक पशु, पशु-चिकित्सा अस्पतालों/महाविद्यालयों द्वारा उत्पन्न अपशिष्ट, अस्पतालों, पशु गृहों से स्राव)	भस्मीकरण@@
प्रवर्ग सं. 3	**सूक्ष्म जैविकी और जैव-प्रौद्योगिकी अपशिष्ट और अन्य प्रयोगशाला अपशिष्ट** (नैदानिक नमूनों, रोग विज्ञान, जैव-रसायन, रूधिर विज्ञान, रक्त बैंक, प्रयोगशाला संवर्धों, सजीव या तनुकूल टीकों, अनुसंधान में प्रयुक्त मानवीय और पशु कोशिका संवर्ध और अनुसंधान और औद्योगिक प्रयोगशालाओं से संक्रामक कर्मक के अपशिष्ट, जैविक, जीव-विषों, संवर्धों के हस्तांतरण हेतु प्रयुक्त दिशों और यंत्रों के उत्पादन से अपशिष्ट)	रासायनिक उपचार@ स्रोत पर या ऑटोक्लेविंग/माइक्रोवेविंग द्वारा विसंक्रमण के पश्चात् म्युटिलेशन/श्रेडिंग## और उपचार के पश्चात् सुरक्षित खत्ते में अंतिम व्ययन या पंजीकृत या प्राधिकृत पुनर्चक्रणकर्ता के माध्यम से पुनर्चक्रणयोग्य अपशिष्टों (प्लास्टिक या कांच) का व्ययन।

प्रवर्ग सं. 4	**नोकदार अपशिष्ट** (सुईयां, शीशे की सीरिंज या स्पिर सुइयों वाली सीरिंज, स्कालपेल, ब्लेड, शीशा आदि जो वेधन या कर्तन का कारण बन सकते हैं। इनमें प्रयुक्त और अप्रयुक्त, दोनों प्रकार की नोकदार सामग्रियां सम्मिलित हैं।)	रासायनिक उपचार @ द्वारा विसंक्रमण या सुई और रिपकटर, ऑटोक्लेविंग या माइक्रोवेविंग द्वारा भंजन के पश्चात म्यूटिलेशन या श्रेडिंग## जो भी प्रयोज्य हो, और प्राधिकृत सीबीडब्ल्यूटीएफ के माध्यम से अंतिम व्ययन या सुरक्षित खत्ते या अधिकृत कंक्रीट अपशिष्ट शार्प पिट में व्ययन।
प्रवर्ग सं. 5	**परिव्यक्त औषधियाँ और साइटोटॉक्सिक औषधियाँ** (पुरानी, संदूषित और परिव्यक्त दवाईयों वाले अपशिष्ट)	सुरक्षित खत्ते में व्ययन या भस्मीकरण @@
प्रवर्ग सं. 6	**ठोस अपशिष्ट** (रूई, ड्रेसिंग, ठोस प्लास्टर कास्ट, कपड़ों सहित रक्त से संदूषित सामग्रियाँ, और शारी. रिक द्रव रक्त से संदूषित अन्य सामग्री)	भस्मीकरण@@
प्रवर्ग सं. 7	**संक्रामक ठोस अपशिष्ट** (अपशिष्ट नुकीली वस्तुओं जैसे ट्यूबिंग, दस्तानों, आईवीट्यूबों वाली सलाइन बोतलों, केथेटरों, शीशा, इन्ट्रावेनस सैट आदि के अलावा डिस्पोजेसेना सामग्रियों से उत्पन्न अपशिष्ट)	रासायनिक उपचार@ या ऑटोक्लेविंग या माइक्रोवेविंग द्वारा विसंक्रमण के पश्चात म्यूटिलेशन या श्रेडिंग## और उपचार के पश्चात् रजिस्ट्रीकृत या अधिकृत पुनर्चक्रणकर्ताओं के माध्यम से अंतिम व्ययन
प्रवर्ग सं. 8	**रासायनिक अपशिष्ट** (जैविकीय सामग्रियों में प्रयुक्त रसायन, विसंक्रमण में प्रयुक्त रसायन जैसे कीटनाशी आदि)	इन नियमों के अधीन अधिसूचित मानकों को पूरा करने के लिए रासायनिक उपचार@ और नालों में स्राव और ठोस अपशिष्टों का सुरक्षित खत्ते में व्ययन

टिप्पणी:

@ कम से कम 1% हाइपोक्लोराइट घोल या किसी अन्य समतुल्य रासायनिक अभिकर्मक के प्रयोग से रासायनिक उपचार। यह सुनिश्चित किया जाना चाहिए कि रासायनिक उपचार से विसंक्रमण सुनिश्चित हो।

म्यूटिलेशन/श्रेडिंग इस प्रकार होना चाहिए कि अप्राधिकृत पुनः प्रयोग को रोका जा सके।

@@ भस्मीकरण से पूर्व कोई रासायनिक पूर्व उपचार नहीं होगा। क्लोरीनीकृत प्लास्टिक/थैलों का भस्मीकरण नहीं किया जाएगा।

शहरों और नगरों में जीव-चिकित्सा अपशिष्ट का गहराई में दबाकर व्ययन करना निषिद्ध होगा। गहराई में दबाकर व्ययन की अनुमति विहित प्राधिकारी की पूर्वानुमति से केवल ग्रामीण क्षेत्रों में है जहाँ सामान्य जैव चिकित्सीय अपशिष्ट उपचार की सुविधा उपलब्ध नहीं है। गहराई में दबाकर व्ययन की सुविधा, केन्द्रीय प्रदूषण नियंत्रण बोर्ड द्वारा समय-समय पर जारी उपबंधों और मार्गदर्शक सिद्धांतों के अनुसार अवस्थित की जाएगी।

प्रयोगशाला, धुलाई, सफाई, हाउस-कीपिंग और विसंक्रमण कार्यकलापों से उत्पन्न द्रव अपशिष्ट का उपचार इस प्रकार किया जाएगा कि जिससे अधीन अनुबद्ध विसर्जन मानकों को पूरा किया जा सके।

भस्मीकरण राख का (किसी भी जीव-चिकित्सा अपशिष्ट के भस्मीकरण की राखों में) यदि विहित सीमा से अधिक मात्रा में विषाक्त या संकटमय अवयव मौजूद हों, तो इसका व्ययन सुरक्षित खत्ते में माध्यम से किया जाएगा, जैसा कि परिसंकटमय अपशिष्ट (प्रबंधन, हथालन और सीमापारीय संचलन) नियम, 2008, में दिया गया है।

अनुसूची–2
(नियम 8 देखें)
जीव-चिकित्सा अपशिष्टों के व्ययन हेतु कन्टेनरों के रंग संकेतन और प्रकार

रंग संकेतन	प्रयोग किए जाने वाले कन्टेनर का प्रकार	अपशिष्ट प्रवर्ग संख्या	अनुसूची I के अनुसार उपचार के विकल्प
पीला	गैर-क्लोरीनीकृत प्लास्टिक बैग	प्रवर्ग 1, 2, 5, 6	भस्मीकरण
लाल	नुकीली वस्तुओं हेतु गैर-क्लोरीनीकृत प्लास्टिक बैग / पन्कचर मुक्त कन्टेनर	प्रवर्ग 3, 4, 7 (4–अपशिष्ट नुकीली सामग्री) (पूर्ववर्ती नियमों में, ठोस अपशिष्ट लाल रंगों के हैं)	अनुसूची I के अनुसार (नियम 7)

नीला	गैर-क्लोरीनीकृत प्लास्टिक बैग कन्टेनर	प्रवर्ग 8 (रासायनिक अपशिष्ट)	अनुसूची I के अनुसार (नियम 7)
काला	गैर-क्लोरीनीकृत प्लास्टिक बैग	नगरीय अपशिष्ट	नगरीय क्षेपण स्थलों पर निपटान

टिप्पणी:

1. भस्मीकरण की अपेक्षा वाले अपशिष्ट हेतु अपशिष्ट संग्रहण बैग, क्लोरीनीकृत प्लास्टिक केक नहीं बनाए जाएंगे।
2. यदि प्रवर्ग 3 का विसंक्रमण स्थानीय रूप से किया जाए तो कन्टेनरों/गैर-क्लोरीनीकृत प्लास्टिक बैंगों में रखे जाने की आवश्यकता नहीं है।
3. नगरीय ठोस अपशिष्ट जेसे कार्यालय अपशिष्ट (या कागज के अपशिष्ट), रसोई अपशिष्ट, भोजन-संबंधी अपशिष्ट और अन्य गैर संक्रामक अपशिष्ट को काले रंग के कन्टेनरों/बैगों में एकत्रित किया जाएगा और इसका व्ययन नगरीय ठोस अपशिष्ट (प्रबंधन और हथालन) नियम, 2000, के अनुसार किया जाएगा।

अनुसूची–3
(नियम 8 देखें)

जीव-चिकित्सा अपशिष्ट कन्टेनरों/थैलियों के लिए लेबल

बायोहेजार्ड

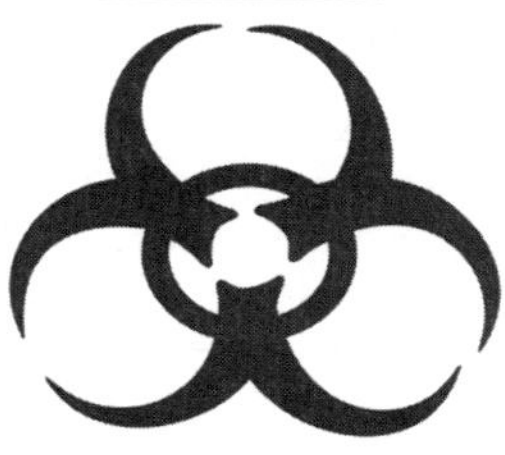

सावधानीपूर्वक उपयोग करें

साइटोटोक्सिक हेजार्ड चिन्ह

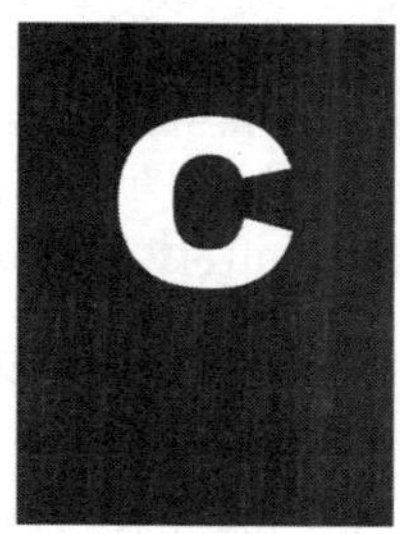

टिप्पणी: लेबल धुलाई योग्य नहीं होगा और प्रमुखता से दिखाई देने वाले होंगे।

अनुसूची–4
(नियम 8 देखें)

जीव-चिकित्सा अपशिष्ट कन्टेनरों या थैलियों के परिवहन हेतु लेबल

दिन .... मास ....

वर्ष ....

सृजन की तारीख ....

अपशिष्ट प्रवर्ग सं. ....

अपशिष्ट मात्रा ....

प्रेषक का नाम और पता	प्राप्तकर्ता का नाम और पता
दूरभाष सं.	दूरभाष सं. ....
टेलेक्स सं.	टेलेक्स सं. ....
फैक्स सं.	फैक्स सं. ....
संपर्क सूत्र	संपर्क सूत्र ....

आपात स्थिति में कृपया निम्नलिखित से संपर्क करें

नाम और पताः

दूरभाषा सं.

टिप्पणीः लेबल धुलाई योग्य नहीं होंगे और प्रमुखता से दिखाई देने वाले होंगे।

अनुसूची–5
(नियम 7 और अनुसूची 1 देखें)

जीव-चिकित्सा अपशिष्ट के उपचार और व्ययन हेतु मानक

1. भस्मकों के लिए मानक–

भस्मकों में निम्नलिखित प्रचालन और उत्सर्जन-संबंधी मानक होंगे।

क. प्रचालन संबंधी मानक

1. दहन दक्षता (सीई) 99.00% होगी।
2. दहन दक्षता की गणना इस प्रकार की जाएगीः

$$\text{सी.ई. (CE)} = \frac{\%CO_2 \times 100}{\%CO_2 + \%CO}$$

3. प्राइमरी चैम्बर का तापमान 800 + 50 डिग्री. सी.
4. सेकेन्डरी चैम्बर गैस रहने का समय स्टेक गैस में न्यूनतम 3% ऑक्सीजन सहित 1050 ± 50 डिग्री सी॰ होगा।

ख. उत्सर्जन मानक

पैरामीटर	(12% CO_2 संशोधन) पर सांद्रण एमजी/एनएम^3
(1) महीन कण	150
(2) नाइट्रोजन डॉइआक्साइड	450
(3) एचसीआई	50
(4) गट्ठर की न्यूनतम ऊंचाई भूमि से 30 मीटर ऊपर होगी।	
(5) राख में वाष्पशील कार्बनिक यौगिक 0.01% से अधिक नहीं होंगे।	

टिप्पणी:

(क) यदि आवश्यक हो, तो उपर्युक्त उत्सर्जन सीमाओं की प्राप्ति हेतु भस्मक में उपयुक्त रूप से तैयार किए गए प्रदूषण-संरक्षण यंत्र लगे होने चाहिए या बाद में लगा देने चाहिए।

(ख) भस्म किए जाने वाले अपशिष्टों को किसी भी प्रकार के क्लोरीनेटिड जीवाणुनाशकों से उपचारित नहीं किया जाएगा।

(ग) क्लोरिनेटिड प्लास्टिक को भस्म नहीं किया जाएगा।

(घ) भस्म राख में विषैली धातुओं को परिसंकटमय अपशिष्ट (प्रबंधन और हथालन तथा सीमापारीय संचलन) नियम, 2008, के अधीन यथापरिभाषित विनियामक मात्राओं के भीतर सीमित रखा जाएगा।

(ङ) भस्मक में ईंधन के रूप में केवल हल्के डीजल ऑयल या न्यून सल्फर भारी स्टॉक या डीज़ल जैसे न्यून सल्फर ईंधन का प्रयोग किया जाएगा।

(च) किसी साझा जीव-चिकित्सा अपशिष्ट उपचार सुविधा का अधिभोगी या प्रचालक पर्यावरण (संरक्षण) अधिनियम, 1986, के अधीन अनुमोदित किसी प्रयोगशाला के माध्यम से तीन मास में, एक बार स्टैक गैसीय उत्सर्जन (भस्मक की ईष्टतम क्षमता के अधीन) को मॉनीटर करेगा और उक्त विश्लेषण परिणामों का अभिलेख रखा जाएगा तथा विहित प्राधिकारी को प्रस्तुत किया जाएगा।

2. अपशिष्ट ऑटोक्लेविंग हेतु मानक–

ऑटोक्लेव जीव-चिकित्सा अपशिष्ट को रोगाणुमुक्त और उपचारित करने के प्रयोजनार्थ ही उपयोग में लाया जाना चाहिए।

(1) गुरूत्व प्रवाह ऑटोक्लेव को प्रचालित करते समय, चिकित्सीय अपशिष्ट निम्नलिखित के अधीन होगा:

(i) कम से कम 60 मिनट के किसी ऑटोक्लेव रेजिडेन्स समय हेतु कम से कम 121° सी का तापमान और 15 पाउन्ड्स प्रति वर्ग इंच (पीएसआई) का दबाव; या

(ii) कम से कम 45 मिनट के किसी ऑटोक्लेव रेजिडेन्स समय हेतु कम से कम 135° सी का तापमान और 31 पाउन्ड्स प्रति वर्ग इंच (पीएसआई) का दबाव; या

(iii) कम से कम 30 मिनट के किसी ऑटोक्लेव रेजिडेन्स समय हेतु कम से कम 149° सी का तापमान और 52 पाउन्ड्स प्रति वर्ग इंच (पीएसआई) का दबाव; या

(2) किसी वेक्यूम ऑटोक्लेव को प्रचालित करते समय चिकित्सीय अपशिष्ट ऑटोक्लेव से संपूर्ण वायु को निष्कासित करने के लिए न्यूनतम एक वैक्यूम-पूर्व पल्स के अध्यधीन होगा। अपशिष्ट निम्नलिखित के अधीन होगाः

(i) कम से कम 45 मिनट के किसी ऑटोक्लेव रेजिडेन्स समय हेतु कम से कम 121° सी का तापमान और 15 पाउन्ड्स प्रति वर्ग इंच (पीएसआई) का दबाव; या

(ii) कम से कम 30 मिनट के किसी ऑटोक्लेव रेजिडेन्स समय हेतु कम से कम 135° सी का तापमान और 31 पाउन्ड्स प्रति वर्ग इंच (पीएसआई) का दबाव; या

(3) चिकित्सा अपशिष्ट को तब तक समुचित रूप से उपचारित नहीं मान लेना चाहिए जब तक कि समय, तापमान और दबाव सूचक यह न दर्शाए कि ऑटोक्लेव प्रक्रिया के दौरान अपेक्षित समय, तापमान और दबाव की प्राप्ति की गई। यदि किसी भी कारण से समय, तापमान या दबाव सूचक यह दर्शाता है कि अपेक्षित तापमान, दबाव या रेजिडेन्स समय की प्राप्ति नहीं हुई थी तो चिकित्सीय अपशिष्ट का संपूर्ण भार पुनः ऑटोक्लेव किया जाना चाहिए जब तक कि उचित तापमान, दबाव और रेजिडेन्स समय की प्राप्ति न हो जाए।

(4) प्रचालन पैरामीटरों की रिकॉर्डिंग–

प्रत्येक ऑटोक्लेव में ग्राफिक या कंप्यूटर रिकॉर्डिंग यंत्र होंगे जो ऑटोक्लेव चक्र की संपूर्ण अवधि में तिथियां, दिन में समय, भार पहचान संख्या और प्रचालन पैरामीटरों को स्वतः और लगातार मॉनीटर तथा रिकॉर्ड करेगा।

(5) वैधता जांच

जीवाणु जांच–

ऑटोक्लेव को प्रत्येक ऑटोक्लेव इकाई की अधिकतम डिजाइन क्षमता पर अनुमोदित जैविक सूचक को पूर्णतः और लगातार मान देना चाहिए। ऑटोक्लेव के लिए कम से कम 1×10^4 जीवाणु प्रति मिलि लीटर सहित वायल्स या जीवाणु स्ट्रिप्स का प्रयोग करते हुए बेसिल्लस स्टीएरोथर्मोफिलस स्पोर्स होगा। किसी भी स्थिति में किसी ऑटोक्लेव के नयूनतम प्रचालन पैरामीटर 30 मिनट

के रेजिडेन्स समय, चाहे कितना भी तापमान और दबाव हो, 121° सी तापमान या 15 पीएसआई से दबाव से कम नहीं होंगे। समान जीव-चिकित्सा अपशिष्ट उपचार सुविधा का अधिभोगी या प्रचालक तीन माह से कम से कम एक बार यह जांच करेगा और इससे संबंधित रिकार्ड रखा जाएगा।

(6) नेमी जांच

किसी विशिष्ट तापमान की प्राप्ति का सत्यापन करने के लिए उस रसायन सूचक स्ट्रिप या टेप का प्रयोग किया जा सकता है जिसका रंग एक कतिपय तापमान पर पहुंचने पर परिवर्तित हो जाता है। यह आवश्यक होगा कि भिन्न-भिन्न स्थानों पर अपशिष्ट पैकेज के ऊपर एक से अधिक स्ट्रिप का उपयोग किया जाए ताकि यह सुनिश्चित हो सके कि पैकेज की आंतरिक सामग्री को पर्याप्त रूप से ऑटोक्लेव कर दिया गया है। समान जीव-चिकित्सा अपशिष्ट उपचार सुविधा का अधिभोगी या प्रचालक प्रत्येक बैच की ऑटोक्लेविंग के दौरान यह जांच करेगा और इससे संबंधित रिकार्ड रखा जाएगा।

3. द्रव अपशिष्ट के लिए मानक–

किसी साझा जीव-चिकित्सा अपशिष्ट उपचार सुविधा के अधिभोगी या प्रचालक के भवन से सृजित या उपचारित, बहिस्राव छोड़े जाने से पहले निम्नलिखित सीमाओं के अनुरूप होना चाहिए।

पैरामीटर	*अनुमेय सीमाएं*
पीएच	6.5–9.0
लंबित ठोस	100 एमजी / एल
तेल और ग्रीस	10 एमजी / एल
बीओडी	30 एमजी / एल
सीओडी	250 एमजी / एल
बायो–ऐसे जांच	100% बहिस्राव में 96 घंटों के बाद मछली का 90% अनुजीवन

4. माइक्रोवेविंग के मानक–

(1) माइक्रोवेव उपचार साइटोटोक्सिक, परिसंकटमय या रेडियोधर्मी अपशिष्टों, संक्रमित पशु कंकालों, शरीर के अंगों और धातु की बड़ी वस्तुओं के लिए प्रयुक्त नहीं किया जाएगा।

(2) माइक्रोवेव प्रणाली प्रभावकारिता जांच या नेमी जांचों के अनुरूप होगी और सीमा के प्रचालन से पहले आपूर्तिकर्ता द्वारा एक निष्पादन गारंटी प्रदान की जा सकती है।

(3) माइक्रोवेव को प्रत्येक माइक्रोवेव ईकाई की अधिकतम डिजाइन क्षमता पर अनुमोदित जैविक सूचक द्वारा सुनिश्चित किए गए कीटाणु और अन्य रोगाणु उत्पन्न करने वाले जैविकों को पूर्णतः और लगातार मार देना चाहिए। माइक्रोवेव के लिए कम से कम 1×10^6 जीवाणु प्रति मिलि लीटर सहित वायल्स या जीवाणु स्ट्रिप्स का प्रयोग करते हुए बेसिल्लस स्टीएरोथर्मोफिल्स स्पार्स होगा।

5. गहराई में दबाने हेतु मानक–

(1) लगभग 2 मीटर गहरा गड्ढा या खाई खोदी जानी चाहिए। इसे अपशिष्ट से आधा भर देना चाहिए और बाकी गड्ढे को मिट्टी से भरने से पहले स्तर पर 50 सेमी. के भीतर चूने से भर देना चाहिए।

(2) यह सुनिश्चित किया जाना चाहिए कि दबाने वाले स्थल तक जानवरों की कोई पहुंच न हो। जस्तेदार लोहे या तारों के जाल के कवर का उपयोग किया जा सकता है।

(3) प्रत्येक बार जब गड्ढे में अपशिष्ट डाला जाता है तो अपशिष्टों को ढकने के लिए मिट्टी की 10 सेमी. परत डाली जाएगी।

(4) दबाने का कार्य बारिकी से और विशेषीकृत पर्यवेक्षण में किया जाना चाहिए।

(5) गहराई से दबाने का स्थल तुलनात्मक दृष्टि से दुर्गम होना चाहिए और स्थल के पास कोई कम गहरा कुंआ नहीं होना चाहिए।

(6) गड्ढों को पर्यावास से दूर रहना चाहिए और ऐसी जगह स्थित करना चाहिए जहाँ यह सुनिश्चित हो सके कि सतही जल या भूमिगत जल पर कोई संक्रमण न हो।

(7) गहराई से दबाने का स्थान विहित प्राधिकारी द्वारा प्राधिकृत होगा।

(8) संस्था गहराई से दबाने के लिए उपयोग में लाए जा रहे सभी गड्ढों का रिकार्ड रखेगा।

(9) भूमिगत जल सारणी का स्तर गहराई से दबाने वाले गड्ढे के न्यूनतम स्तर से छह मीटर नीचे होगा।

अनुसूची–6
(नियम 6 देखें)
प्राधिकरणों और तत्सथानी कर्त्तव्यों की सूची

क्र.सं.	प्राधिकरण	तदनुरूपी कर्त्तव्य
1.	पर्यावरण और वन मंत्रालय, भारत सरकार	(i) नियमों की अधिसूचना तथा यथा-आवश्यकता इन नियमों में संशोधनों सहित देश में जीव-चिकित्सा अपशिष्ट प्रबंध-संबंधी नीतियां

		(ii) राज्य प्रदूषण नियंत्रण बोर्डों या प्रदूषण नियंत्रण समितियों हेतु जीव-चिकित्सा अपशिष्ट प्रबंधन-संबंधी कार्यकलापों पर प्रशिक्षण और जागरूकता कार्यक्रमों हेतु वित्तीय सहायता। (iii) समान जीव-चिकित्सा अपशिष्ट उपचार और व्ययन सुविधाओं हेतु वित्तीय सहायता।
2.	केन्द्रीय या राज्य स्वास्थ्य और परिवार कल्याण मंत्रालय, केन्द्रीय या राज्य पशु चिकित्सा और पशुपालन मंत्रालय	(i) विहित प्राधिकारी से प्राधिकार की प्राप्ति के अध्यधीन स्वस्थ्य देख-रेख सुविधाओं या नर्सिंग होम या पशु-चिकित्सा प्रतिष्ठानों हेतु लाइसेंस की मंजूरी। (ii) प्राधिकार की शर्तों या इन नियमों के अधीन उपबंधों के उल्लंघन हेतु स्वास्थ्य देख-रेख सुविधाओं या नर्सिंग होम या पशु-चिकित्सा प्रतिष्ठानों हेतु लाइसेंस की अस्वीकृति या रदद् करना। (iii) जीव-चिकित्सा अपशिष्ट उत्पादन, उपचार और व्ययन से संबंधित स्वास्थ्य देख-रेख सुविधाओं के राष्ट्रीय इनवेंटरी का प्रकाशन। (iv) जीव-चिकित्सा अपशिष्ट के कारण पर्यावरण और स्वास्थ्य के समक्ष जोखिमों के संदर्भ में मूल्यांकन। (v) जीव-चिकित्सा अपशिष्ट प्रबंधन हेतु स्वच्छ प्रौद्योगिकियों की समग्र समीक्षा तथा संवर्धन हेतु राष्ट्रीय या राज्य स्तर पर सलाहकार समितियों का गठन। (vi) जीव-चिकित्सा अपशिष्ट प्रबंधन से संबंधित कार्यकलापों पर विनियामक प्राधिकारियों हेतु प्रशिक्षणों को आयोजन या प्रायोजन करना। (vii) इलेक्ट्रानिक और प्रिंट माध्यमों में जन जागरूकता का प्रयोजन करना।
3.	रक्षा मंत्रालय	(i) सशस्त्र सेना स्वास्थ्य देख-रेख प्रतिष्ठानों या साझा जीव-चिकत्सा अपशिष्ट उपचार और व्ययन सुविधाओं को प्राधिकार की मंजूरी और नवीकरण (नियम 8) (ii) राज्य प्रदूषण नियंत्रण बोर्डों या प्रदूषण नियंत्रण समितियों या केन्द्रीय प्रदूषण नियंत्रण बोर्ड या पर्यावरण और वन मंत्रालय के सहयोग से सशस्त्र सेना स्वास्थ्य देख-रेख प्रतिष्ठानों या उपचार सुविधाओं में जैव-चिकित्सीय अपशिष्टों के प्रबंधन का कार्य देखने वाले प्राधिकारियों हेतु प्रशिक्षण पाठक्रमों का आयोजन।

		(iii) सशस्त्र सेना स्वास्थ्य देख-रेख सुविधाओं में इसकी सलाहकार समितियों के माध्यम से जीव-चिकित्सा अपशिष्ट उत्पादन के प्रबंधन की समीक्षा (नियम 9) (iv) सशस्त्र सेना स्वास्थ्य देख-रेख प्रतिष्ठानों से जैव-चिकित्सीय अपशिष्ट उत्पादन पर इनवैंटरी का प्रकाशन और विहित समयावधि में केन्द्रीय प्रदूषण नियंत्रण बोर्ड को वार्षिक रिपोर्ट प्रस्तुत करना (नियम 10)।
4.	केन्द्रीय प्रदूषण नियंत्रण बोर्ड	(i) राज्य प्रदूषण नियंत्रण बोर्डों या प्रदूषण नियंत्रण समितियों के कार्यकलापों का समन्वयन। (ii) जीव-चिकित्सा अपशिष्ट के प्रबंधन का कार्य देखने वाले प्राधिकारियों हेतु प्रशिक्षण पाठयक्रमों का आयोजन। (iii) जीव-चिकित्सा अपशिष्ट के उपचार और व्ययन हेतु नई प्रौद्योगिकियों का अनुमोदन (नियम 5) (iv) जीव-चिकित्सा अपशिष्ट के उपचार तथा व्ययन हेतु विनिर्देशनों का निर्धारण (नियम 5) (v) साझा जीव-चिकित्सा अपशिष्ट उपचार और व्ययन सुविधाओं का या दृच्छिक निरीक्षण या निगरानी। (vi) पर्यावरण और वन मंत्रालय को संकलित वार्षिक प्रतिवेदन सूचना प्रस्तुत करना। (vii) महानिदेशक, सशस्त्र सेना स्वास्थ्य देख-रेख सेवा द्वारा प्रचालित स्वास्थ्य देख-रेख सुविधाओं का निरीक्षण और निगरानी। (vii) जीव-चिकित्सा अपशिष्ट से संबंधित अनुसंधान या प्रचालनात्मक अनुसंधान करना या इसमें सहयोग करना।
5.	राज्य सरकार या संघ राज्य क्षेत्र सरकार या प्रशासन	(i) जीव-चिकित्सा अपशिष्ट प्रबंधन हेतु सरकारी स्वास्थ्य देख-रेख सुविधाओं को पर्याप्त निधियों का आबंटन। (ii) सरकारी स्वास्थ्य देख-रेख सुविधाओं में जीव-चिकित्सा अपशिष्ट प्रबंधन हेतु उपचार उपस्करों का प्रापण और आबंटन। (iii) इन नियमों के कार्यान्वयन के संबंध में राज्य प्रदूषण नियंत्रण बोर्डों या प्रदूषण नियंत्रण समितियों को सलाह देना। (iv) सलाहकार समिति की सिफारिशों का कार्यान्वयन।

6.	राज्य प्रदूषण नियंत्रण बोर्ड या प्रदूषण नियंत्रण समितियां	(i) स्वास्थ्य देख-रेख सुविधाओं और जीव–चिकित्सा उत्पादन की इनवेंटरी बनाना तथा विहित समयावधि में केन्द्रीय प्रदूषण नियंत्रण बोर्ड का वार्षिक रिपोर्ट प्रस्तुत करना। (ii) इन नियमों के अधीन प्राधिकार की मंजूरी तथा नवीकरण या अस्वीकृति, रद्दकरण या निलंबन (नियम 7, 8 और 10) (iii) प्राधिकार के विभिन्न उपबंधों और शर्तों के अनुपालन की मॉनीटरिंग। (iv) इन नियमों के उल्लंघन के लिए स्वास्थ्य देख-रेख सुविधाओं या साझा जीव-चिकित्सा अपशिष्ट उपचार और व्ययन सुविधाओं के विरूद्द कार्रवाई। (v) स्वास्थ्य देख-रेख सुविधाओं या साझा जीव-चिकित्सा अपशिष्ट उपचार और व्ययन सुविधाओं और राज्य प्रदूषण नियंत्रण बोर्डों या प्रदूषण नियंत्रण समितियों के स्टाफ हेतु जीव-चिकित्सा अपशिष्टों के पृथक्करण, एकत्रण, भंडारण, परिवहन, उपचार और व्ययन पर प्रशिक्षण कार्यक्रमों का आयोजन। (vi) जीव-चिकित्सा अपशिष्ट प्रबंधन संबंधी अनुसंधान या प्रचलनात्मक अनुसंधान करना या उसमें सहायता करना। (vii) इन नियमों के अधीन पर्यावरण और वन मंत्रालय और केन्द्रीय प्रदूषण नियंत्रण बोर्ड द्वारा समय-समय पर सौंपा गया कोई अन्य कार्य। (vii) सलाहकार समिति की सिफारिशों का कार्यान्वयन।
7.	स्थानीय निकाय जैसे ग्राम पंचायत, नगरपालिकाएं या नगर निगम	(i) अपने संबंधित अधिकार क्षेत्र में जीव-चिकित्सा अपशिष्ट के सुरक्षित उपचार तथा व्ययन हेतु साझा जीव-चिकित्सा अपशिष्ट उपचार और व्ययन सुविधा के विकास हेतु उपयुक्त भूमि उपलब्ध कराना या आवंटित करना। (ii) इन नियमों के अधीन अनुबंधित न्र्धारित कोई अन्य कार्य।

प्रारूप–I
(नियम 9 और 10 देखें)
प्राधिकार या नवीकरण हेतु आवेदन
(दो प्रतियों में प्रस्तुत किया जाए)

सेवा में,
विहित प्राधिकरण
(राज्य या संघ राज्य क्षेत्र प्रशासन का नाम)
पता

1. आवेदक की विशिष्टियाँ
   (i) आवेदक का नाम (पूरा नाम बड़े अक्षरों में)
   (ii) संस्था का नाम
   (iii) पता
   (iv) दूरभाष सं., फैक्स सं., टेलेक्स सं.
   (v) ई-मेल
2. क्रियाकलाप जिसके लिए प्राधिकार मांगा जा रहा है:
   (i) जनन
   (ii) संग्रहण
   (iii) ग्रहण
   (vi) भंडारण
   (v) परिवहन
   (vi) उपचार
   (vii) व्ययन
   (viii) हथालन का कोई अन्य स्वरूप
3. कृपया बताएं कि क्या आवेदन नए सिरे से प्राधिकार हेतु या नवीकरण के लिए किया जा रहा है: (यदि नवीकरण हेतु हो तो पिछली प्राधिकार संख्या और तारीख)
4. (i) जीव-चिकित्सा अपशिष्ट का हथालन करने वाली संस्था का पता
   (ii) उपचार सुविधा के स्थान का पता
   (iii) अपशिष्ट के व्ययन स्थल का पता
5. (i) जीव-चिकित्सा अपशिष्ट के परिवहन (यदि कोई हो) की पद्धति:
   (ii) उपचार की पद्धति (पद्धतियाँ)
6. उपचार और व्ययन की पद्धति का संक्षिप्त विवरण (ब्यौरा संलग्न करें):

7. (i) हथालन किए जाने वाले अपशिष्ट की प्रवर्ग (अनुसूची–1 देखें)

(ii) प्रति मास हथालन किए जाने वाले अपशिष्ट की मात्रा (श्रेणी-वार)

8. घोषणा

मैं यह घोषणा करता हूं कि ऊपर दिए गए विवरण और सूचना मेरी जानकारी और विश्वास के अनुसार सही है और मैंने कोई सूचना नहीं छुपाई है।

मैं यह भी वचन देता हूँ कि इन नियमों के संबंध में विहित प्राधिकारी द्वारा मांगी जाने वाली और जानकारी दूंगा और विहित प्राधिकारी द्वारा अनुबद्ध किसी भी शर्त को पूरा करूंगा।

तारीखः .... आवेदक के हस्ताक्षर

स्थानः .... आवेदक का पदनाम

प्रारूप–2
(नियम 12 देखें)
वार्षिक रिपोर्ट

(स्वास्थ्य देख-रेख सुविधा या स्वास्थ्य देख-रेख प्रतिष्ठान अर्थात अभिभोगी द्वारा पूर्ववर्ती वर्ष की जनवरी से दिसम्बर तक की अवधि के लिए प्रत्येक वर्ष 31 जनवरी तक विहित प्राधिकार को प्रस्तुत किए जाने के लिए)

क्र.सं.	विशिष्टियाँ	:	
1.	अधिभोगी की विशिष्टियां	:	
	(i) प्राधिकृत व्यक्ति (अभिभोगी का नाम)	:	
	(ii) संस्था का नाम	:	
	(iii) पता	:	
	(iv) दूरभाष सं. फैक्स सं.	:	
	(v) ई-मेल आईडी	:	
	(vi) स्वास्थ्य देख-रेख सुविधा का स्वामित्व	:	(राज्य सरकार या प्राइवेट या अर्द्ध-सरकारी या अन्य कोई)
	(vii) जीव-चिकित्सा अपशिष्ट (प्रबंधन और हथालन) नियम के अधीन प्राधिकार की प्रस्थिति	:	प्राधिकार सं. ....से विधिमान्य .... तक विधिमान्य
	(viii) जल अधिनियम और वायु अधिनियम के अधीन अनुमतियों की स्थिति	:	.... तक विधिमान्य
2.	स्वास्थ्य देख-देख सुविधा का प्रकार	:	
	(i) बिस्तरों वाला अस्पताल	:	बिस्तरों की संख्या ....
	(ii) बिस्तर-रहित अस्पताल	:	क्लीनिक / रक्त बैंक या प्रयोगशाला या पशु-चिकित्सा अस्पताल या अन्य कोई
3.	सृजित हुए जीव-चिकित्सा अपशिष्ट के प्रवर्ग (कृपया जीव-चिकित्सा अपशिष्ट (प्रबंधन और हथालन) नियमों के अनुसार प्रवर्ग का उल्लेख करें)	:	
4.	सृजित अपशिष्ट की कि.ग्रा. या टन प्रतिवर्ष मात्रा (मासिक औसत आधार पर)	:	

5.	अतिरिक्त ब्यौरेः		
	(i) स्थल पर भंडारण सुविधाओं का संक्षिप्त विवरण	:	आकारः
			क्षमताः
			स्थल पर भंडारण के उपबंधः (शीत-ग्रह या अन्य कोई उपबंध)
	(ii) स्थल पर उपचार सुविधा का संक्षिप्त विवरण	:	भस्मक (हां/नहीं)
			ऑटोक्लेविंग (हां/नहीं)
			माइक्रोवेविंग (हां/नहीं)
			श्रेडिंग (हां/नहीं) सुई नष्ट करने वाला और काटने वालाः (हां/नहीं) सुई नष्ट करने वालाः .... सं. सुई काटने वालाः .... सं. द्रव अपशिष्ट बहिस्राव उपचार संयंत्र (हां/नहीं)
	(iii) स्थल पर उपचार सुविधा को स्थापित करना	:	भस्मकः .... कि.ग्रा./घंटा
			ऑटोक्लेविंग .... के.ग्रा/घंटा
			माइक्रोविंग..............कि.ग्रा./घंटा
			श्रेडिंगः.................... कि.ग्रा./घंटा
			द्रव अपशिष्ट बहिस्राव उपचार संयंत्रः .... कि.ली. में
	(iv) स्थल पर अपशिष्ट उपचार सुविधा पर अपचारित अपशिष्ट की वास्तविक मात्रा कि.ग्रा. या टन प्रति वर्ष में (मा. सिक औसत आधार पर)	:	भस्मकः .... ऑटोक्लेविंगः .... माइक्रोवेविंगः .... श्रेडिंगः .... द्रव अपशिष्ट बहिस्राव उपचार संयंत्रः .... कि.ली. मं
	(v) उपचार के बाद पुनर्चक्रणकर्ताओं को बेचे गए पुनर्चक्रण योग्य अपशिष्टों की वास्तविक मात्रा कि.ग्रा. या टन प्रतिवर्ष में (मासिक औसत आधार पर)	:	लाल प्रवर्ग (जैसे प्लास्टिक, कांच इत्यादि)

	(vi) साझा सुविधा प्रचालक के माध्यम से व्ययन किए गए अपशिष्टों की वास्तविक मात्रा कि.ग्रा. या टन प्रतिवर्ष में (मासिक औसत आधार पर)	:	पीला प्रवर्गः लाल प्रवर्गः नीला प्रवर्गः
	(क) साझा जीव-चिकित्सा अपशिष्ट उपचार सुविधा प्रचालक का नाम जिसके माध्यम से अपशिष्टों का व्ययन किया गया		
	(ख) उपचार सुविधा का नाम और पता, दूरभाष, फैक्स और ई-मेल आईडी सहित		
	(vii) साझा उपचार सुविधा तक अपशिष्टों के परिवहन का माध्यम		
6.	अन्य कोई सुसंगत सूचना	:	(कृपया द्रव बहिस्राव उपचार संयंत्र, भस्मक के साथ लगे वायु प्रदूषण नियंत्रण यंत्रों का योजनावत चित्र संलग्न करें)
7.	प्रमाणित किया जाता है कि उपर्युक्त रिपोर्ट...........से...........तक की अवधि के लिए है		

संस्था के प्रमुख का नाम और हस्ताक्षर

तारीखः
स्थानः

प्रारूप–2 क
(नियम 12 देखें)
वार्षिक रिपोर्ट

(समान जीव-चिकित्सा अपशिष्ट उपचार और व्ययन सुविधा के प्रचालक द्वारा पूर्ववर्ती वर्ष की जनवरी से दिसम्बर तक की अवधि के लिए प्रत्येक वर्ष 31 जनवरी तक विहित प्राधिकारी को प्रस्तुत करने के लिए)

क.सं	विशिष्टियाँ		
1.	सुविधा के प्रचालक को विशिष्टियाँ	:	
	(i) प्राधिकृत व्यक्ति का नाम (सुविधा का प्रचालक)	:	

	(ii) समान जीव-चिकित्सा अपशिष्ट उपचार और व्ययन सुविधा का नाम	:	
	(iii) सुविधा का पता	:	
	(iv) दूरभाष सं. फैक्स सं.	:	
	(v) ई-मेल आईडी	:	
	(vi) समान जीव-चिकित्सा अपशिष्ट उपचार और व्ययन सुविधा का स्वामित्व	:	(राज्य सरकार या प्राइवेट या अर्द्ध-सरकारी या अन्य कोई)
	(vii) जीव–चिकित्सा अपशिष्ट (प्रबंधन और हथालन) नियमों के अधीन प्राधिकार	:	प्राधिकार सं. .... से विधिमान्य .... तक विधिमान्य
	(viii) जल अधिनियम और वायु अधिनियम के अधीन सहमतियों की स्थिति	:	....तक विधिमान्य
2.	जीव-चिकित्सा अपशिष्ट प्रवर्ग	:	
	(i) सदस्य स्वास्थ्य देख-रेख सुविधाएं या स्वास्थ्य देखरेख प्रतिष्ठानों से प्राप्त अपशिष्ट श्रेणियाँ (कृपया जीव-चिकित्सा अपशिष्ट (प्रबंधन और हथालन) नियमों के अनुसार प्रवर्ग संख्या उपदर्शित करें)	:	
	(ii) सृजित अपशिष्ट श्रेणियाँ (कृपया जीव-चिकित्सा अपशिष्ट (प्रबंधन और हथालन) नियमों के अनुसार प्रवर्ग संख्या उपदर्शित करें)	:	
3.	प्राप्त अपशिष्ट की कि.ग्रा. या टन प्रतिवर्ष में मात्रा	:	पीला प्रवर्गः लाल प्रवर्गः नीला प्रवर्गः
4	जीव-चिकित्सा अपशिष्ट एकत्र करने और परविहन हेतु प्रयुक्त यानों की संख्या	:	
5.	अतिरिक्त ब्यौरेः		
	(i) समान उपचार सुविधा में उपचार इकाइयों के संक्षिप्त ब्यौरे	:	अपशिष्ट भंडारण कमरा (हां/नहीं)
			भस्मक (हां/नहीं)
			ऑटोक्लेविंग (हां/नहीं)
			माइक्रोवविंग (हां/नहीं)

			श्रेडिंग (हां / नहीं)
			द्रव अपशिष्ट बहिस्राव उपचार संयंत्र (हां / नहीं)
			वाहन धुलाई सुविधा (हां / नहीं)
			डीजी सैट प्रावधान (हां / नहीं)
	(ii) जीव-चिकित्सा अपशिष्ट उपचार और व्ययन सुविधा की उपचार इकाइयों की स्थापित क्षमता	:	भंडारण और भंडारण के उपबंधः
			भस्मकः .... कि.ग्रा. / घंटा
			ऑटाक्लेविंगः .... कि.ग्रा. / बैच
			माइक्रोवेविंगः .... कि.ग्रा. / बैच
			श्रेडिंगः .... कि.ग्रा. / बैच
			द्रव अपशिष्ट हेतु ईटीपीः कि.ली. में
	(iii) उपचारित जीव-चिकित्सा अपशिष्ट की कि.ग्रा. या टन प्रतिवर्ष में प्रवर्ग वार मात्रा (मासिक औसत आधार पर)	:	पीला प्रवर्गः
			लाल प्रवर्गः
			नीला प्रवर्गः
	(iv) उपचार के बाद पुर्नचक्रणकर्ताओं के बेचे गए पुनर्चक्रण योग्य अपशिष्टों की कि.ग्रा. या टन प्रतिवर्ष में वास्तविक मात्रा (मासिक औसत आधार पर)	:	लाल प्रवर्गः (मदवार विवरण और यात्रा दर्शाएं)
	(v) अपशिष्टों के उपचार के दौरान सृजित अपशिष्ट की कि.ग्रा. या टन प्रतिवर्ष में मात्रा (मासिक औसत आधार पर)	:	भस्मक राखः बहिस्राव उपचार संयंत्र गादः
	(vi) सुरक्षित भूभराव में निपटाए गए अपशिष्टों की कि.ग्रा. या टन प्रतिवर्ष में वास्तविक मात्रा (मासिक औसत आधार पर)	:	भस्मक राखः बहिस्राव उपचार संयंत्र गाद
	(क) सुरक्षित भूभराव का नाम और स्थान जहाँ व्ययन योग्य अपशिष्ट का व्ययन किया जाता है	:	

	(vii) अधिभोगी से साझा उपचार सुविधा तक जीव-चिकित्सा अपशिष्टों के परिहवन का माध्यम	:	
6.	अन्य कोई सुसंगत सूचना	:	(कृपया जीव-चिकित्सा अपशिष्ट उपचार और व्ययन सुविधा का विभिन्न इकाइयां दर्शाते हुए मानचित्र, द्रव अपशिष्ट बहिस्राव उपचार संयंत्र का प्रवाह चित्र, वायु प्रदूषण नियंत्रण यंत्रों सहित भस्मक का योजनावत चित्र संलग्न करें)
7.	प्रमाणित किया जाता है कि उपर्युक्त रिपोर्ट .... से..................तक की अवधि के लिए है		

संस्था के प्रमुख का नाम और हस्ताक्षर

तारीखः
स्थानः

प्रारूप–3
(नियम 14 देखें)
दुर्घटना की रिपोर्ट

1. दुर्घटना की तारीख तथा समयः
2. दुर्घटना होने का घटनाक्रमः
3. दुर्घना के अन्तर्विलित अपशिष्टः
4. मानव स्वास्थ्य तथा पर्यावरण पर दुर्घटना के प्रभावों का निर्धारणः
5. किए गए आपात उपायः
6. दुर्घटना के प्रभावों का उपशमन करने हेतु उठाए गए कदमः
7. ऐसी दुर्घटना की पुनरावृत्ति को रोकने हेतु उठाए गए कदमः

तारीख .... हस्ताक्षर.................................
स्थान .... पदनाम ....

प्रारूप–4

(नियम 10 देखें)

(जीव-चिकित्सा अपशिष्टों के संग्रहण, ग्रहण, उपचार, भंडारण, परिवहन और व्ययन हेतु सुविधा के प्रचालन के लिए प्राधिकार)

1. प्राधिकार की फाइल संख्या और जारी करने की तारीख ....
....
2. .... के .... को अवस्थित परिसर में जीव-चिकित्सा अपशिष्ट के संग्रहण, ग्रहण, उपचार, भंडारण, परिवहन और व्ययन हेतु एक सुविधा संचालित करने का प्राधिकार स्वीकृत किया जाता है।
3. यह प्राधिकार जारी होने की तारीख से .... वर्षों की अवधि के लिए लागू होगा।
4. यह प्राधिकार वर्णित शर्तों और ऐसी शर्तों के अधीन रहते हुए होगा जो पर्यावरण (संरक्षण) अधिनियम, 1986, के अधीन प्रवृत नियमों में विनिर्दिष्ट की जाएं।

तारीख .... हस्ताक्षर ....

.... पदनाम ....

प्राधिकार के निबंधन और शर्तें*

1. यह प्राधिकार पर्यावरण (संरक्षण) अधिनियम, 1986, और उसके अधीन बनाए गए नियमों के उपबंधों के अनुपालन में होगा।
2. यह प्राधिकार या इसका नवीकरण, विहित प्राधिकार द्वारा प्राधिकृत किसी अधिकारी के अनुरोध पर निरीक्षण हेतु प्रस्तुत किया जाएगा।
3. विहित प्राधिकारी की पूर्वानुमत प्राप्त किए बिना प्राधिकृत व्यक्ति द्वारा जीव-चिकित्सा अपशिष्टों को किराए पर नहीं दिया जाएगा, उधार नहीं दिया जाएगा, विक्रय नहीं किया जाएगा या अन्यथा परिवहन नहीं किया जाएगा।
4. प्राधिकृत व्यक्ति द्वारा आवेदन में यथा-उल्लिखित कार्मिक, उपकरण या कार्य स्थितियों में किसी भी अनधिकृत परिवर्तन किए जाने से उसका प्राधिकार भंग हो जाएगा।
5. प्राधिकृत व्यक्ति का कर्त्तव्य होगा कि वह सुविधा को बंद करने के लिए विहित प्राधिकारी की पूर्वानुमति प्राप्त करें।

*विहित प्राधिकारी द्वारा अतिरिक्त निबंधन और शर्तें लगाई जा सकेंगी।

प्रारूप–5
(नियम 15 देखें)

विहित प्राधिकारी या राज्य या संघ राज्य क्षेत्र स्तरीय प्राधिकारी के रूप में कार्यरत प्रदूषण नियंत्रण बोर्ड के जिला या क्षेत्रीय कार्यालय स्तर पर विहित प्राधिकारी द्वारा जारी आदेश के विरूद्ध अपील फायल करने के लिए आवेदन

1. अपील हेतु आवेदन करने वाले व्यक्ति का नाम और पताः
2. आदेश की संख्या, तारीख और आदेश पारित करने वाले प्राधिकारी का पता जिसक विरूद्ध अपील की गई (आदेश की प्रमाणित प्रति संलग्न करें)
3. अपील किए जाने का आधार
4. पैरा 2 में निर्दिष्ट ऐसे आदेश से भिन्न, जिसके विरूद्ध अपील की गई है, संलग्नकों की सूची।

तारीखः

हस्ताक्षर ....
नाम और पता ....
....

प्रारूप–6
(नियम 5)(3) देखें)

वर्ष .... के मास .... की .... तारीकों हेतु जीव-चिकित्सा अपशिष्टों के न सौंपने वाली स्वास्थ्य देख-रेख सुविधा या स्वास्थ्य देख रेख सुविधा या स्वास्थ्य देख-रेख प्रतिष्ठान पर समान जीव-चिकित्सा अपशिष्ट उचार और व्ययन सुविधा के प्रचालक की रिपोर्ट

(समान जीव-चिकित्सा अपशिष्ट उपचार सुविधा के प्रचालक द्वारा तत्काल विहित प्राधिकारी को सूचित किया जाए तथा प्रत्येक मास के पहले सप्ताह तक पिछले मास की विधि प्राधिकारी को प्रस्तुत की जाए)

क्र. सं.	विशिष्टियाँ		
1.	सुविधा के प्रचालक की विशिष्टियाँ	:	
	(i) प्राधिकृत व्यक्ति का नाम (अधिभोगी / प्रचालक)	:	

	(ii) समान जीव-चिकित्सा अपशिष्ट उपचार और व्ययन सुविधा	:				
	(iii) पता	:				
	(iv) दूरभाष सं. फैक्स सं.	:				
	(v) ई-मेल आईडी	:				
2.	स्वास्थ्य देख-रेख सुविधा या स्वास्थ्य देख-रेख प्रतिष्ठान की ली गई सदस्यता की संख्या	:	सरकारी	प्राइवेट	अर्द्ध-सरकारी	
3.	सदस्य स्वास्थ्य देख-रेख सुविधा (एचसीएफ) या स्वास्थ्य देख-रेख प्रतिष्ठान (एचसीई) से एक दिन/मास में उत्पन्न जीव-चिकित्सा अपशिष्ट की कुल औसत मात्रा (राज्य प्रदूषण नियंत्रण बोर्डों/प्रदूषण नियंत्रण समितियों द्वारा जारी प्राधिकार पर आधारित)	:	.....................कि.ग्रा./टन में			
			एचसीईएफ या एचसीईई का प्रकार या जीव-चिकित्सा अपशिष्ट के प्रवर्ग	सरकारी कि. ग्रा. में	प्राइवेट कि. ग्रा. में	अर्द्ध-सरकारी/प्राइवेट कि. ग्रा. में
			पीला			
			लाल			
			नीला			
4.	प्रति मास कि.ग्रा. या टन में इस अवधि के लिए मास के दौरान प्राप्त जैव-चिकित्सीय अपशिष्ट	:	पीला प्रवर्ग			
			लाल प्रवर्ग			
			नीला प्रवर्ग			
5.	वर्ष .... के मास .... के लिए जीव-चिकित्सा अपशिष्ट न भेजने वाली सदस्य स्वास्थ्य देख-रेख सुविधा (एचसीएफ) या स्वास्थ्य देख-रेख प्रतिष्ठान (एचसीई) की सूची	:				

प्रमाणित किया जाता है कि उपर्युक्त रिपोर्ट इस समान जीव-चिकित्सा अपशिष्ट उपचार और व्ययन सुविधा के पास उपलब्ध अभिलेख पर आधारित है।

तारीखः
स्थान :

संस्था के प्रमुख का नाम और हस्ताक्षर

****

(फा. सं. 3–1/2000 एचएसएमडी)
संयुक्त सचिव

Ministry of Environment and Forests Notification

New Delhi, the 24th August, 2011

S.O. 1955(E)— Whereas by notification of the Government of India in the Ministry of Environment and Forests Bio-Medical Waste (Management and Handling) Rules, 1998, vide, S.O. 630(E) dated the 20th July, 1998, as amended from time to time provided a regulatory framework for management of bio-medical waste generated in the country.

AND WHEREAS, the Central Government considers it necessary in the public interest and to address environmental and health concerns, to review the rules published earlier, to enable the prescribed authorities to implement the rules more effectively, thereby, reducing the bio-medical waste generation and also for its proper treatment and disposal and to ensure environmentally sound management of these wastes.

DRAFT RULES

AND WHEREAS, the following draft of certain rules, which the Central Government proposes to make in exercise of the powers conferred by sections 6, 8 and 25 of the Environment (Protection) Act, 1986 (29 of 1986), and in supersession of the Bio-Medical Waste (Management and Handling) Rules, 1998, is hereby published for information of the public likely to be affected thereby; and notice is hereby given that the said draft rules will be taken into consideration by the Central Government after expiry of a period of sixty days from the date of publication of this notification in the Official Gazette:

The objections or suggestions which may be received from any person and institution in respect of the said draft rules before the period specified will be taken into consideration by the Central Government.

Any person desirous of making any objection or suggestion with respect to the said draft rules may forward the same within the period so specified to the Joint Secretary (Hazardous Substances Management Division), Ministry of Environment and Forests, Paryavaran Bhavan, Central Government Offices (CGO) Complex, Lodi Road, New Delhi-110003.

1. Short Title and Commencement

(1) These rules may be called the Bio-Medical Waste (Management and Handling) Rules, 2011.

(2) They shall come into force on the date of their publication in the Official Gazette.

2. Application

These rules shall apply to all persons who generate, collect, receive, store, transport, treat, dispose, or handle bio-medical waste in any from and shall not apply to

a. Radioactive wastes as covered under the provisions of the Atomic Energy Act, 1962, and the rules made thereunder;
b. Hazardous chemicals covered under the Manufacture, Storage and Import of Hazardous Chemicals Rules, 1989, made under the Environment (Protection) Act, 1986, (hereinafter referred to as the Act);
c. Wastes covered under the Municipal Solid Wastes (Management and Handling) Rules, 2000, made under the Act;
d. The lead acid batteries covered under the Batteries (Management and Handling) Rules, 2001, made under the Act; and
e. Hazardous wastes covered under the Hazardous Wastes (Management, Handling and Transboundary Movement) Rules, 2008, made under the Act.

3. Definitions

In these rules, unless the context otherwise requires,

(1) "Act" means the Environment (Protection) Act, 1986 (29 of 1986);

(2) "Animal House" means a place where animals are reared/kept for the purpose of experiments or testing;

(3) "Authorization" means permission granted by the prescribed authority for the generation, collection, reception, storage, transportation, treatment, disposal and/or any other form of handling of bio-medical waste in accordance with these rules and guidelines issued by the Central Pollution Control Board, Ministry of Environment and Forest, Ministry of Health and Family Welfare, Government of India;

(4) "Authorized Person" means an occupier or operator authorized by the prescribed authority to generate, collect, receive, store, transport, treat, dispose and/or handle bio-medical waste in accordance with these rules and any guidelines issued by the Central Pollution Control Board, Ministry of Environment and Forests, Ministry of Health and Family Welfare, Government if India;

(5) "Bio-medical waste" means any waste, which is generated during the diagnosis, treatment or immunization of human beings or animals or in research activities pertaining thereto or in the production or testing of biologicals, including categories mentioned in Schedule I of these rules;

(6) "Biologicals" means any preparation made from organisms or micro-organisms or product of metabolism and biochemical reactions intended for use in the diagnosis, immunization or the treatment of human beings or animals or in research activities pertaining thereto;

(7) "Bio-Medical Waste Treatment and Disposal Facility" means any facility wherein treatment, disposal of bio-medical waste or process incidental to such treatment and/or disposal is carried out and includes common treatment facilities;

(8) "Occupier" means a person having administrative control over the institution and the premises generating bio-medical waste, which includes a hospital, nursing home, clinic, dispensary, veterinary institution, animal house, pathological laboratory, blood bank, healthcare facility and clinical establishment by whatever name it may be called.

(9) "Operator of a common bio-medical waste treatment facility" means a person who owns or controls or operates a common facility for the collection, reception, storage, transport, treatment, disposal or any other form of handling of bio-medical waste;

(10) "Schedule" means Schedule appended to these rules;

(11) "Form" means Form appended to these rules.

4. Duties of the Occupier

It shall be the duty of every occupier:

(1) To take all steps to ensure that bio-medical waste is handled without any adverse effect to human health and the environment in accordance with these rules.

(2) To provide training for all its healthcare workers and others involved in handling of bio-medical waste.

(3) To immunize all its healthcare workers and others involved in handling of bio-medical waste for protection against diseases that are likely to be transmitted by handling of bio-medical waste.

(4) To ensure segregation of bio-medical waste at the point of generation in accordance with these rules.

(5) To ensure occupational safety of all its healthcare workers and others involved in handling of bio-medical waste by providing appropriate and adequate personal protective equipment.

(6) To conduct health check-up annually for all its healthcare workers and others involved in handling of bio-medical waste and maintain the record¢ for the same.

(7) To install necessary equipment and regular supply of materials required for proper in-house handling of bio-medical waste.

(8) To maintain and update everyday the bio-medical waste management register according to quantity, various categories and the final mode of disposal of bio-medical waste as specified in Schedule-I.

(9) To develop a system of reporting of unintended accidents like sharp injuries, mercury spills, fire hazard¢ which are likely to occur during handling of bio-medical waste and the remedial action taken. Such record¢ shall be maintained and reported in Form III to the prescribed authority along with the annual report and should indicate even the nil report.

(10) To inform the prescribed authority immediately in case the Operator of a facility does not collect the bio-medical waste within the intended time or as per the agreed schedule.

(11) To establish a bio-medical waste management cell or unit if the facility has more than 30 bed¢, in order to review and monitor the activities related to bio-medical waste management. Such unit or cell shall meet once in six months and the record of the minutes of such meetings shall be submitted along with the annual report to the prescribed authority.

5. Duties of the Operator of a Common Bio-Medical Waste Treatment Facility

It shall be the duty of every operator:

(1) To take all necessary steps to ensure that the biomedical waste collected from the occupier is transported, handled, stored, treated and disposed of without any adverse effect to the human health and the environment in accordance with these rules.

(2) To ensure timely collection of biomedical waste from the healthcare facility as prescribed under these rules.

(3) To inform the prescribed authority immediately regarding the Healthcare Establishments (HCEs) or Healthcare Facilities (HCFs), which are not handing over the segregated bio-medical waste in accordance with these rules as prescribed in Form-VI.

(4) To provide training for all its workers involved in handling of bio-medical waste.

(5) To undertake appropriate pre-placement medical examination and also periodic medical examination and immunize all its workers involved in handling of bio-medical waste for protection against diseases that are likely to be transmitted while handling bio-medical waste and maintain the record¢ for the same.

(6) To ensure occupational safety of all its workers involved in handling of bio-medical waste by providing appropriate and adequate personal protective equipment.

(7) To develop a system of reporting of unintended accidents like sharp injuries, mercury spills, fire hazard¢ which are likely to occur during handling of bio-medical waste and the remedial action taken. Such record¢ shall be maintained and reported in Form-III to the prescribed authority along with the annual report and also update event even the nil report.

(8) To maintain a log book for each of its treatment equipment according to weight of batch; categories of waste treated; time, date and duration of treatment cycle and total hour of operation.

6. Responsibilities of Authorities

The authority specified in column 2 of the Schedule-VI shall perform the duties as specified in column 3 of the said Schedule as per the provisions of these Rules.

7. Treatment and Disposal

(1) Bio-medical waste shall be treated and disposed of in accordance with Schedule I, and in compliance with the standards prescribed in Schedule V.

(2) Any person including an occupier or operator of a common bio-medical waste treatment facility intends to promote new technologies for treatment of bio-medical waste other than those listed in Schedule I shall approach the Central Government or the Central Pollution Control Board for prior approval of the suitability of the new technology and laying down the standards or operating parameters. On approval, the standards for new technology shall be notified by the Ministry of Environment and Forests and the Schedules I and V shall stand modified accordingly.

(3) Every occupier shall either set up his own requisite bio-medical waste treatment equipment like autoclave or microwave, shredder for treatment of bio-medical waste generated in his premises as a part of on-site treatment, prior to commencement of its operation or ensure requisite treatment of bio-medical waste through an authorized common bio-medical waste treatment facility or any other authorized waste treatment facility:

Provided further the prescribed authority may authorize the occupier having five hundred or more bed capacity to install an incinerator, depending on the recipient environment and the location warranting such a course of action.

(4) Every operator of a common bio-medical waste treatment facility shall set up requisite bio-medical waste treatment equipment like incinerator, autoclave or microwave, shredder, and effluent treatment plant as a part of treatment, prior to commencement of its operation.

(5) Use of chlorinated plastic bags for handling of bio-medical waste shall be prohibited and the occupier or operator of a common bio-medical waste treatment facility shall not dispose of such plastics by incineration.

(6) The occupier or operator of a common bio-medical waste treatment facility shall dispose of the recyclable bio-medical wastes such as plastics and glass through authorized recyclers having consents from the respective State Pollution Control Board or Pollution Control Committee of Union Territory after ensuring treatment by autoclaving or microwaving followed by multilation/shredding, whichever is applicable. The occupier shall maintain a record of such recyclable wastes auctioned or sold and the same shall be submitted to the prescribed authority.

(7) In the event of breakage of mercury-containing medical instruments, necessary precautions shall be taken by the occupier to segregate such waste to the extent possible and also for its proper collection, storage and disposal as per the guideline issued by the Central Government and Central Pollution Control Board in order to avoid or minimize mercury release into the environment. In case, the mercury content in the bio-medical waste exceed¢ the limit specified under the Hazardous Wastes (Management, Handling and Transboundary Movement) Rules, 2008, the same need¢ to be disposed of in accordance with these Rules.

8. Segregation, Packaging, Transportation and Storage

(1) Untreated bio-medical waste shall not be mixed with other wastes.

(2) Bio-medical waste shall be segregated into containers or bags at the point of generation in accordance with Schedule II prior to its storage, transportation, treatment and disposal.

(3) The containers shall be labeled according to Schedule III.

(4) The transporter shall transport the bio-medical waste from the premises of an occupier to any off-site bio-medical waste treatment facility only with the label as prescribed in Schedule III along with the necessary information prescribed in Schedule IV.

(5) Notwithstanding anything contained in the Motor Vehicles Act, 1988, or rules made thereunder, untreated bio-medical waste shall be transported only in such vehicle as may be authorized for the purpose by the competent authority as specified by the Government.

(6) No untreated bio-medical waste of categories 1, 2, 3 and 6 shall be kept stored beyond a period of forty-eight hours:

Provided that in case for any reason it becomes necessary to store such waste beyond such a period, the authorized person shall take prior permission of the prescribed authority and take measures to ensure that the waste does not adversely affect human health and the environment.

(7) The Municipal body of the area shall continue to pickup and transport segregated non-bio-medical solid waste generated in hospitals and nursing homes as well as duly treated bio-medical wastes for disposal at municipal dump site.

9. Prescribed Authority

(1) The prescribed authority for enforcement of the provisions of these Rules shall be the State Pollution Control Board¢ in respect of States and Pollution Control Committees in respect of Union territories.

(2) The prescribed authority for enforcement of the provisions of these Rules in respect of all healthcare establishments including hospitals, nursing homes, clinics, dispensaries, veterinary institutions, animal houses, pathological laboratories and blood banks of the Armed Forces under the Ministry of Defence shall be the Director General, Armed Forces Medical Services. The prescribed authority in this respect shall function under the supervision and control of the Ministry of Defence.

(3) The prescribed authority shall function under the supervision and control of the respective Government of the State or Union Territory administration.

(4) The prescribed authorities shall comply with the responsibilities as stipulated at serial number 6 of Schedule VI of these rules.

10. Procedure for Authorization

(1) Every occupier or operator of common bio-medical waste treatment facility involved in generating or collecting or receiving or storing or transporting or disposing and/or handling bio-medical waste, irrespective of the quantum of bio-medical waste generation shall make an application in Form I to the prescribed authority for grant of authorization.

(2) The prescribed authority shall, on receipt of Form I, make such enquiry as it deems fit and if it is satisfied that the applicant possesses the necessary capacity to handle bio-medical waste in accordance with these rules, may grant or renew an authorization, as the case may be.

(3) A provisional authorization in Form IV shall be granted for trial run for a period of one year, to enable the occupier/operator of common bio-medical waste treatment facility to demonstrate the adequacy of the waste management system. On satisfactory performance during the trial period, the authorization shall be renewed for a further period of five years and may also be renewed for a period of five years, if it is considered necessary.

(4) The prescribed authority may after giving reasonable opportunity of being heard to the applicant and for the reasons thereof to be recorded in writing, refuse to grant or renew authorization.

(5) Every application for authorization shall be disposed of by the prescribed authority within a period of ninety days from the date of receipt of duly completed application along with such necessary documents, failing which it shall be deemed that the authorization is duly granted under these rules.

(6) The prescribed authority may cancel or suspend an authorization, if for reasons, to be recorded in writing, the occupier or operator has failed to comply with any provision of the Act or these rules:

Provided that no authorization shall be cancelled or suspended without giving a reasonable opportunity to the occupier or operator of being heard.

(7) Every occupier or operator shall intimate the prescribed authority about any change or variation in the activity relating to bio-medical waste generation, handling, treatment and disposal for which authorization was earlier granted and shall submit a fresh application in Form-I for modification of the conditions of authorization.

11. Advisory Committee

(1) The Government of every State or Union Territory shall constitute an Advisory Committee under the Chairmanship of State Health Secretary. The committee shall include representatives from the State departments of health, environment, urban development, animal husbandry and veterinary sciences, State Pollution Control Board or Pollution Control Committee, local bodies or urban

or municipal corporation, representatives from Indian Medical Association, common bio-medical waste treatment facility and non-governmental organization. The advisory committee shall meet once in six months and review all the matter related to implementation of Bio-Medical Waste (Management and Handling) Rules.

(2) Notwithstanding anything contained in the above sub-rule (1), the Ministry of Defence shall constitute in that Ministry, an Advisory Committee consisting of the following, in respect of all healthcare facilities of the Armed Forces under the Ministry of Defence, to advise the Director General, Armed Forces Medical Services and the Ministry of Defence in matters relating to implementation of these rules, namely:

(i) Additional Director General of Armed Forces Medical Services —**Chairman**

(ii) A representative of the Ministry of Defence (not below the rank of Deputy Secretary, to be nominated by that Ministry) —**Member**

(iii) A representative of the Ministry of Environment and Forests (not below the rank of Deputy Secretary, to be nominated by that Ministry) —**Member**

(iv) A representative of the Ministry of Health and Family Welfare (not below the rank of Deputy Secretary, to be nominated by that Ministry) —**Member**

(v) A representative of the Armed Forces Medical College/Command Hospital (To be nominated by DGAFMS) —**Member**

Ministry of Defense may co-opt representatives from the other governmental and nongovernmental organizations having expertise in the field of bio-medical waste management.

The advisory committee shall meet once in six months and review all the matter related to implementation of Bio-Medical Waste (Management and Handling) Rules in the Armed Forces Healthcare Facilities.

(4) Monitoring of implementation of the rules in Armed Forces healthcare facilities:

(a) The Central Pollution Control Board shall monitor the implementation of these rules in respect of all the Armed Forces healthcare establishments under the Ministry of Defence;

(b) After giving prior notice to the Director General, Armed Forces Medical Services, the Central Pollution Control Board along with one or more representatives of the Advisory Committee constituted under sub-rule (3) of rule 11 may, if it considers it necessary, inspect any Armed Forces healthcare establishments.

(5) The Government of every State or Union Territory shall constitute District Level Monitoring Committee in the districts under the chairmanship of District Medical Officer or his nominee to monitor the compliance of Bio-Medical Waste Rules in the healthcare facilities generating bio-medical waste and in the Common Bio-Medical Waste Treatment and Disposal Facilities where the bio-medical waste is treated and the District Level Monitoring Committee shall submit its report once in six months to the State Advisory Committee and a copy shall also be forwarded to Central Pollution Control Board or Ministry of Environment and Forests and the State Pollution Control Board or Pollution Control Committee concerned for taking further necessary action. The District Level Monitoring Committee shall comprise Chief Medical Officer or District Health Officer, representatives from State Pollution Control Board or Pollution Control Committee, Public Health Engineering Department, Local bodies or Municipal Corporation, Indian Medical Association, Common bio-medical waste treatment facility and registered non-governmental organizations working in the field of bio-medical waste management, headed by the District Medical Officer or his nominee. The committee may co-opt other members and experts, if necessary.

12. Annual Report

(1) Every occupier or operator of common bio-medical waste treatment facility shall submit an annual report to the prescribed authority in prescribed Form II or II A respectively by the 31st day of January of every year, to include information about the categories and quantities of bio-medical wastes handled during the preceding year.

(2) The prescribed authority shall send this information in a compiled form to the Central Pollution Control Board by the 31st day of March of every year.

(3) The Central Pollution Control Board shall send this information in a compiled form to the Ministry of Environment and Forests by 30th June of every year.

13. Maintenance of Record¢

(1) Every authorized person shall maintain record¢ related to the generation, collection, reception, storage, transportation, treatment, disposal and/or any other form of handling of bio-medical waste in accordance with these rules and any guidelines issued.

(2) All record¢ shall be subject to inspection and verification by the prescribed authority at any time.

14. Accident Reporting

When any accident occurs at any institution or facility or any other site where bio-medical waste is handled or during transportation of such waste, the authorized person shall report the accident in Form III to the prescribed authority forthwith.

15. Appeal

(1) Any person aggrieved by an order made by the prescribed authority under these rules may, within thirty days from the date on which the order is communicated to him, prefer an appeal in Form V to the Secretary (Environment) of State Government or Union Territory administration:

Provided that the authority may entertain the appeal after the expiry of the said period of thirty days if it is satisfied that the appellant was prevented by sufficient cause from filing the appeal in time.

Provided that the authority may entertain the appeal after the expiry of the said period of thirty days if it is satisfied that the appellant was prevented by sufficient cause from filing the appeal in time.

(2) Any person aggrieved by an order of the Director General Armed Forces Medical Services under these rules may, within thirty days from the date on which the order is communicated to him, prefer an appeal in Form V to the Central Government in the Ministry of Environment and Forests:

Provided that the authority may entertain the appeal after the expiry of the said period of thirty days if it is satisfied that the appellant was prevented by sufficient cause from filing the appeal in time.

16. Common Disposal or Incineration Sites

Without prejudice to rule 5 of these rules, the Municipal Corporation, Municipal or Local Bodies, as the case may be, shall be responsible for providing suitable common disposal or incineration sites for the bio-medical wastes generated in the area under their jurisdiction.

17. Liability of the Occupier, Operator of a Facility

(1) The occupier or operator of a common bio-medical waste treatment facility shall be liable for all the damages caused to the environment or the public due to improper handling of bio-medical wastes or disposal of bio-medical wastes.
(2) The occupier or operator of common bio-medical waste treatment facility shall be liable for action under sections 5 and 15 of the Environment (Protection) Act, 1986.

Schedule-I
(See rules 4 and 7)

Categories of Bio-medical Waste

Category	Waste category (Type)	Treatment and disposal option
Category No. 1	**Human Anatomical Waste** (Human tissues, organs, body parts)	Incineration @@
Category No. 2	**Animal Waste** (Animal tissues, organs, body parts carcasses, bleeding parts, fluid, blood and experimental animals used in research, waste generated by veterinary hospitals/colleges, discharge from hospitals, animal houses)	Incineration @@
Category No. 3	**Microbiology & Biotechnology Waste and Other Laboratory Waste** (Wastes from clinical samples, pathology, biochemistry, hematology, blood bank, laboratory cultures, stocks or specimens of microorganisms live or attenuated vaccines, human and animal cell culture used in research and infectious agents from research and industrial laboratories, wastes from production of biological, toxins, dishes and devices used for transfer of cultures)	Disinfection at source by chemical treatment@ or by Autoclaving/microwaving followed by mutilation/shredding## and after treatment final disposal in secured landfill or disposal of recyclable wastes (plastics or glass) through registered or authorized recycles

Category	Waste category (Type)	Treatment and disposal option
Category No. 4	**Waste Sharps** (Needles, glass syringes or syringes with fixed needles, scalpels, blades, glass, etc. that may cause puncture and cuts. This includes both used and unused sharps)	Disinfection by chemical treatment@ or Destruction by needle and tip cutters, autoclaving or microwaving followed by mutilation or shredding,## whichever is applicable and final disposal though authorized CBWTF or disposal in secured landfill or designated concrete waste sharp pit
Category No. 5	**Discarded Medicines and Cytotoxic Drugs** (Wastes comprising of outdated, contaminated and discarded medicines)	Disposal in secured landfill or Incineration@@
Category No. 6	**Soiled Waste** (Items contaminated with blood, and body fluid¢ including cotton, dressings, soiled plaster casts, linen, beddings, other material contaminated with blood)	Incineration@@
Category No. 7	**Infectious Solid Waste** (Wastes generated from disposable items other than the waste sharps such as tubings, hand gloves, saline bottles with IV tubes, catheters, glass, intravenous sets, etc).	Disinfection by chemical treatment@ or Autoclaving or Microwaving followed by mutilation or shredding## and after treatment final disposal through registered or authorized recyclers
Category No. 8	**Chemical Waste** (Chemicals used in production of biologicals, chemicals used in disinfection, as insecticides, etc.)	Chemical treatment@ and discharge into drains meeting the norms notified under these rules and solid¢ disposal in secured landfill

Notes:

@ *Chemical treatment using at least 1% hypochlorite solution or any other equivalent chemical reagent. It must be ensured that chemical treatment ensures disinfection.*

Mutilation/shredding must be such as to prevent unauthorized reuse.

@@ *There will be no chemical pretreatment before incineration. Chlorinated plastics/bags shall not be incinerated.*

Disposal of bio-medical waste by deep burial shall be prohibited in towns and cities. Disposal by deep burial is permitted only in rural areas where there is no access to common bio-medical waste treatment facility, with prior approval from the prescribed authority. The deep burial facility shall be located as per provisions and guidelines issued by Central Pollution Control Board from time to time.

Liquid waste generated from laboratory, washing, cleaning, house-keeping and disinfecting activities shall be treated so as to meet the discharge standards stipulated under these rules.

Incineration ash (ash from incineration of any bio-medical waste) shall be disposed through secured landfill, if toxic or hazardous constituents are present beyond the prescribed limits as given in Hazardous Waste (Management, Handling and Transboundary Movement) Rules, 2008.

Schedule-II
(See rule 8)

Color Coding and Type of Container for Disposal of Bio-medical Wastes

Color coding	*Type of container to be used*	*Waste category number*	*Treatment options as per Schedule I*
Yellow	Non-chlorinated plastic bags	Category 1, 2, 5, 6	Incineration
Red	Non-chlorinated plastic bags /puncture-proof container for sharps	Category 3, 4, 7 (4- Waste sharps) (In the earlier rules, soiled wastes are for red color)	As per Schedule I (rule 7)
Blue	Non-chlorinated plastic bags container	Category 8 (chemical wastes)	As per Schedule I (rule 7)
Black	Non-chlorinated plastic bags	Municipal Waste	Disposal in Municipal dump sites

Notes:

1. Waste collection bags for waste types needing incineration shall not be made of chlorinated plastics.
2. Category 3 if disinfected locally need not be put in containers/non-chlorinated plastic bags.
3. The municipal waste such as office waste (like paper waste), kitchen waste, food waste and other non-infectious waste shall be stored in black-colored containers/bags and shall be disposed of in accordance with Municipal Solid Waste (Management and Handling) Rules, 2000.

Schedule-III
(See rule 8)

Label for Bio-medical Waste Containers/Bags

BIOHAZARD

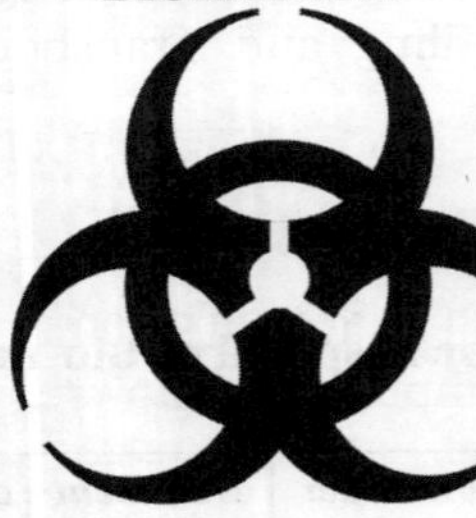

CYTOTOXIC HAZARD SYMBOL

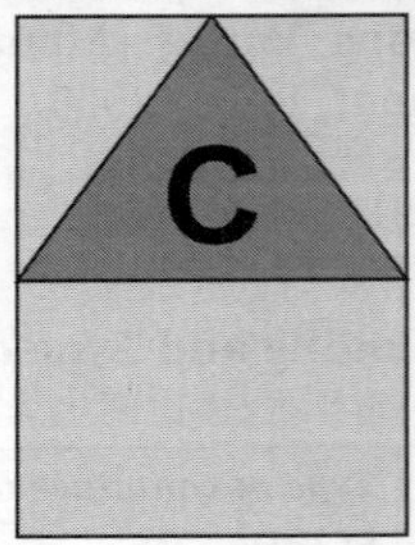

Note: Label shall be non-washable and prominently visible.

Schedule-IV
(See rule 8)

Label for Transport of Bio-medical Waste Containers or Bags

Day .... Month ....
Year ....
Date of generation ....

Waste category No. ....
Waste quantity ....

Sender's name and address	Receiver's name and address
Phone no.	Phone no. ....
Telex no.	Telex no. ....
Fax no.	Fax no. ....
Contact person	Contact person ....

In case of emergency, please contact

Name and address:
Phone No.
Note: Label shall be non-washable and prominently visible.

Schedule-V
(See rule 7 and Schedule 1)

Standards for Treatment and Disposal of Bio-medical Wastes

1. Standards for Incinerators

All incinerators shall meet the following operating and emission standard:

A. Operating Standards

1. Combustion efficiency (CE) shall be at least 99.00%
2. The combustion efficiency is computed as follows:

$$CE = \frac{\%\ CO_2}{\%CO_2 + \%CO} \times 100$$

3. The temperature of the primary chamber shall be 800 ± 50°C
4. The secondary chamber gas residence time shall be at least one second at 1050 ± 50°C, with minimum 3% oxygen in the stack gas.

B. Emission standards

Parameters	Concentration mg/Nm^3 at (12% CO_2 correction)
1. Particulate matter	150
2. Nitrogen oxides	450
3. HCl	50
4. Minimum stack height shall be 30 meters above ground	
5. Volatile organic compound¢ in ash shall not be more than 0.01%	

Note:

a. Suitably designed pollution control devices should be installed or retrofitted with the incinerator to achieve the above emission limits, if necessary.

b. Wastes to be incinerated shall not be chemically treated with any chlorinated disinfectants.

c. Chlorinated plastics shall not be incinerated.

d. Toxic metals in incineration ash shall be limited within the regulatory quantities as defined under the Hazardous Waste (Management and Handling and Transboundary Movement) Rules, 2008.

e. Only low sulphur fuel like Light Diesel Oil or Low Sulphur Heavy Stock or diesel shall be used as fuel in the incinerator.

f. The occupier or operator of a common bio-medical waste treatment facility shall monitor the stack gaseous emission (under optimum capacity of the incinerator) once in three months through a laboratory approved under the Environment (Protection) Act, 1986, and record of such analysis results shall be maintained and submitted to the prescribed authority.

2. Standards for Waste Autoclaving

The autoclave should be dedicated for the purposes of disinfecting and treating bio-medical waste.

(1) When operating a gravity flow autoclave, medical waste shall be subjected to:

i. a temperature of not less than 121°C and pressure of 15 pound¢ per square inch (psi) for an autoclave residence time of not less than 60 minutes; or

ii. a temperature of not less than 135°C and a pressure of 31 psi for an autoclave residence time of not less than 45 minutes; or

iii. a temperature of not less than 149°C and a pressure of 52 psi for an autoclave residence time of not less than 30 minutes.

(2) When operating a vacuum autoclave, medical waste shall be subjected to a minimum of one pre-vacuum pulse to purge the autoclave of all air. The waste shall be subjected to the following:

i a temperature of not less than 12°C and pressure of 15 psi per an autoclave residence time of not less than 45 minutes; or

ii. a temperature of not less than 135°C and a pressure of 31 psi for an autoclave residence time of not less than 30 minutes;

(3) Medical waste shall not be considered as properly treated unless the time, temperature and pressure indicators indicate that the required time, temperature and pressure were reached during the autoclave process. If for any reasons, time temperature or pressure indicator indicates that the required temperature, pressure or residence time was not reached, the entire load of medical waste must be autoclaved again until the proper temperature, pressure and residence time were achieved.

(4) Recording of operational parameters

Each autoclave shall have graphic or computer recording devices which will automatically and continuously monitor and record dates, time of day, load identification number and operating parameters throughout the entire length of the autoclave cycle.

(5) *Validation test*

Spore testing:

The autoclave should completely and consistently 'kill the approved biological indicator at the maximum design capacity of each autoclave unit. Biological indicator for autoclave shall be *Bacillus stearothermophilus* spores using vials or spore strips; with at least 1×10^4 spores per milliliter. Under no circumstances will an autoclave have minimum operating parameters less than 'a residence time of 30 minutes, regardless of temperature and pressure, a temperature less than 121°C or a pressure less than 15 psi. The occupier or operator of a common bio-medical waste treatment facility shall conduct this test 'at least' once in three months and record¢ in this regard shall be maintained.

(6) *Routine test*

A chemical indicator strip or tape that changes color when a certain temperature is reached can be used to verify that a specific temperature has been achieved. It may be necessary to use more than one strip over the waste package at different locations to ensure that the inner content of the package has been adequately autoclaved. The occupier or operator of a common bio-medical waste treatment facility shall conduct this test during autoclaving of each batch and record¢ in this regard shall be maintained.

3. Standards for Liquid Waste

The effluent generated or treated from the premises of occupier or operator of a common bio-medical waste treatment facility, before discharge, should conform to the following limits:

Parameters	Permissible limits
pH	6.5–9.0
Suspended solid¢	100 mg/L
Oil and grease	10 mg/L
BOD	30 mg/L
COD	250 mg/L
Bio-assay test	90% survival of fish after 96 hours in 100% effluent.

4. Standards of Microwaving

(1) Microwave treatment shall not be used for cytotoxic, hazardous or radioactive wastes, contaminated animal carcasses, body parts and large metal items.
(2) The microwave system shall comply with the efficacy test or routine tests and a performance guarantee may be provided by the supplier before operation of the limit.
(3) The microwave should completely and consistently kill the bacteria and other pathogenic organisms that are ensured by approved biological indicator at the maximum design capacity of each microwave unit. Biological indicators for microwave shall be Bacillus subtilis spores using vials or spore strips with at least 1×101 spores per milliliter.

5. Standards for Deep Burial

(1) A pit or trench should be dug about 2 meters deep. It should be half-filled with waste, then covered with lime within 50 cm of the surface, before filling the rest of the pit with soil.
(2) It must be ensured that animals do not have any access to burial sites. Covers of galvanized iron or wire meshes may be used.
(3) On each occasion, when wastes are added to the pit, a layer of 10 cm of soil shall be added to cover the wastes.
(4) Burial must be performed under close and dedicated supervision.
(5) The deep burial site should be relatively impermeable and no shallow well should be close to the site.
(6) The pits should be distant from habitation, and located so as to ensure that no contamination occurs to surface water or ground water. The area should not be prone to flooding or erosion.
(7) The location of the deep burial site shall be authorized by the prescribed authority.
(8) The institution shall maintain a record of all pits used for deep burial.
(9) The ground water table level should be a minimum of six meters below the lower level of deep burial pit.

Schedule-VI
(See rule 6)
List of Authorities and the Corresponding Duties

Sl. No.	Authority	Corresponding duties
1.	Ministry of Environment and Forests, Government of India	i. Policies concerning bio-medical waste management in the country including notification of Rules and amendments to the rules as and when required. ii. Financial assistance for training and awareness programs on bio-medical waste management-related activities for the State Pollution Control Boards or Pollution Control Committees. iii. Financial assistance for setting up of common bio-medical waste treatment and disposal facilities.
2.	Central or State Ministry of Health and Family Welfare, Central or State Ministry of Veterinary and Animal Husbandry	i. Grant of license for Healthcare Facilities or Nursing Homes or Veterinary Establishments subject to obtaining of authorization from the prescribed authority. ii. Refusal or Cancellation of License for Healthcare Facilities or Nursing Homes or Veterinary Establishments for violations of conditions of authorization or provisions under these rules. iii. Publication of National Inventory of Healthcare Facilities with regard to bio-medical waste generation, treatment and disposal. iv. Assessment with· reference to risks to environment and health due to bio-medical waste. v. Constitution of Advisory Committees at national or state level for overall review and promotion of clean technologies for bio-medical waste management. vi. Organizing or sponsoring of trainings for the regulatory authorities on bio-medical waste management-related activities. vii. Sponsoring of mass awareness campaigns in electronic media and print media.
3.	Ministry of Defence	i. Grant and renewal of authorization to Armed Forces Healthcare Establishments or Common Bio-medical Waste Treatment and Disposal Facilities (Rule 8) ii. Conduct training courses for authorities dealing with management of bio-medical wastes in Armed Forces Healthcare Establishments or Treatment Facilities in association with State Pollution Control Board¢ or Pollution Control Committees or Central Pollution Control Board or Ministry of Environment and Forest.

Sl. No.	Authority	Corresponding duties
		iii. Review of management of bio-medical waste generation in the Armed Forces Healthcare Facilities through its Advisory Committee (Rule 9). iv. Publication of inventory on bio-medical waste generation from Armed Forces Healthcare Establishments and submission of the annual report to Central Pollution Control Board within the stipulated time period (Rule 10).
4.	Central Pollution Control Board	i. Co-ordination of activities of State Pollution Control Board¢ or Pollution Control Committees. ii. Conduct training courses for authorities dealing with management of bio-medical waste. iii. Approval of new technologies for treatment and disposal of bio-medical waste. iv. Prescribe specifications for treatment and disposal of bio-medical wastes (Rule 5). v. Random inspection or monitoring of Common bio-medical waste treatment and disposal facilities. vi. Submission of compiled annual report information to Ministry of Environment and Forest. vii. Inspection and monitoring of Healthcare Facilities operated by the Director General, Armed Forces Healthcare Services (Rule 9). viii. Undertake or support research or operational research regarding bio-medical waste.
5.	State Government or Union Territory Government or Administration	i. Allocation of adequate fund¢ to Government Health-care Facilities for bio-medical waste management. ii. Procurement and allocation of treatment equipment for bio-medical waste management in Government Healthcare Facilities. iii. Advise State Pollution Control Board¢ or Pollution Control Committees on implementation of these Rules. iv. Implementation of recommendations of the Advisory Committee.
6.	State Pollution Control Board¢ or Pollution Control Committees	i. Inventorization of Healthcare Facilities and bio-medical waste generation and submission of annual report to Central Pollution Control Board within the stipulated time period. ii. Grant and renewal or refusal cancellation or suspension of authorization under these Rules (Rules 7, 8 and 10). iii. Monitoring of compliance of various provisions and conditions of authorization. iv. Action against Healthcare Facilities or Common Bio-medical Waste Treatment and Disposal Facilities for violation of these rules (Rule 15).

Sl. No.	Authority	Corresponding duties
		v. Organizing training programs to staff of Healthcare Facilities or Common Bio-medical Waste Treatment and Disposal Facilities and State Pollution Control Boards or Pollution Control Committees staff on segregation, collection, storage, transportation, treatment and disposal of bio-medical wastes. vi. Undertake or support research or operational research regarding bio-medical waste management. vii. Any other function under these Rules assigned by Ministry of Environment and Forests or Central Pollution Control Board from time to time. viii. Implementation of recommendations of the Advisory Committee.
7.	Local Bodies such as Gram Panchayat, Municipalities or Corporations	i. Provide or allocate suitable land for development of Common Bio-medical Waste Treatment and Disposal Facility for safe treatment and disposal of bio-medical waste in their respective jurisdictions. ii. Any other function stipulated under these rules.

Form-I
(See rules 9 and 10)

Application for Authorization or Renewal of Authorization

(To Be Submitted In Duplicate)

To

The Prescribed Authority
(Name of the State or UT Administration)
Address.

1. Particulars of Applicant
   i. Name of the Applicant
   (In block letters & in full)
   ii. Name of the Institution
   iii. Address
   iv. Tele No., Fax No. Telex No.
   v. Email
2. Activity for which authorization is sought:
   i. Generation
   ii. Collection

iii. Reception
iv. Storage
v. Transportation
vi. Treatment
vii. Disposal
viii. Any other form of handling.

3. Please state whether applying for fresh authorization or for renewal:
(In case of renewal, previous authorization–number and date)
4. i. Address of the institution handling bio-medical wastes:
ii. Address of the place of the treatment facility:
iii. Address of the place of disposal of the waste (s):
5. i. Mode of transportation (in any) of bio-medical waste:
ii. Mode(s) of treatments:
6. Brief description of method of treatment and disposal (attach details):
7. i. Category (see Schedule 1) of waste to be handled
ii. Quantity of waste (category-wise) to be handled per month
8. Declaration
I do hereby declare that the statements made and information given above are true to the best of my knowledge and belief and that I have not concealed any information.
I do also hereby undertake to provide any further information sought by the prescribed authority in relation to these rules and to fulfill any conditions stipulated by the prescribed authority.

Date : Signature of the Applicant
Place: Designation of the Applicant

Form-II
(See rule 12)

Annual Report

(To be submitted to the prescribed authority by 31st January every year for the period from January to December of the preceding year, by the Healthcare Facility or Healthcare Establishment, i.e. Occupier)

Sl. No.	Particulars	
1.	Particulars of the Occupier i. Name of the authorized person (occupier) ii. Name of the institution iii. Address iv. Tel. No., Fax No v. E-mail ID	
	vi. Ownership of the Healthcare Facility	(State-Government or Private or Semi-Government or any other)
	vii. Status of Authorization under the Bio-medical Waste (Management and Handling) Rules	Authorization No.: .... Valid up to ....
	viii. Status of Consents under Water Act and Air Act	Valid up to:
2.	Type of healthcare Facility	
	i. Bedded hospital	No. of Beds: .....
	ii. Non-bedded hospital	Clinic/Blood Bank or Laboratory or Veterinary Hospital or any other
3.	Categories of bio-medical waste generated (please indicate category numbers as per Bio-Medical Waste (Management and Handling) Rules	
4.	Quantity of waste generated in kg or per annum (on monthly average basis)	Yellow Category: Red Category : Blue Category :
5.	Additional Details:	
	i. Brief details of the on-site storage facility	Size: Capacity: Provision of on-site storage: (cold storage or any other provision)
	ii. Brief details of the on-site treatment facilities	Incineration (Yes/No)
		Autoclaving (Yes/No)
		Microwaving (Yes/No)
		Shredding (Yes/No)
		Needle destroyer and Cutter: (Yes/No) Needle destroyer: .... Nos Needle Cutter : ..... Nos Liquid Waste Effluent Treatment Plant (Yes/No)

Sl. No.	Particulars	
	iii. Installed capacity of on-site treatment facility	Incineration: ..... kg/hr Autoclaving: .... kg/batch Microwaving: .... kg/batch Shredding: .... kg/batch Liquid Waste Effluent Treatment Plant:................in kl
	iv. Actual quantity of wastes treated in kg or tons per annum (on monthly average basis) at on-site waste treatment facility	Incineration: .... Autoclaving : .... Microwaving: .... Shredding: .... Liquid Waste Treatment .... in kl
	v. Actual quantity of recyclable wastes sold to recyclers after treatment in kg or tons per annum (on monthly average basis)	Red Category (like plastic, glass, etc.)
	vi. Actual quantity of wastes disposed through common facility operator in kg or Tons per annum (on monthly average basis)	Yellow Category: .... Red Category : .... Blue Category: ....
	a. Name of the Common Bio-medical Waste Treatment Facility operator through which wastes are disposed of	
	b. Name and address of the treatment facility with Telephone, Fax and E-mail ID	
	vii. Mode of transportation of wastes to the Common Treatment Facility	
6.	Any other relevant information	(pl. attach schematic diagram of liquid waste effluent treatment plant, Air Pollution Control Devices attached with the Incinerator)
7.	Certified that the above report is for the period from	

Name and Signature of the Head of the Institution

Date:

Place

Form-II A
(See rule 12)

Annual Report

(To be submitted to the prescribed authority by 31st January every year for the period from January to December of the preceding year, by the Operator of a Common Bio-medical Waste Treatment and Disposal Facility)

Sl No.	Particulars	
1.	Particulars of the Operator of the Facility	
	i. Name of the authorized person (operator of the facility)	
	ii. Name of the Common Bio-medical waste Treatment and Disposal Facility	
	iii. Address of the Facility	
	iv. Tel. No., Fax. No	
	v. E-mail ID	
	vi. Ownership of the Common Bio-medical Waste Treatment and Disposal Facility.	(State Government or Private or Semi-Government or any other)
	vii. Authorization under Bio-medical Waste (Management and Handling) Rules	Authorization No.: .... Validity up to ....
	viii. Status of Consents under Water Act and Air Act	Valid up to:
2.	Bio-medical waste Categories	
	i. Waste categories received from the member Healthcare Facilities or Healthcare Establishments (pl. indicate category numbers as per Bio-medical Waste (Management and Handling) Rules)	
	ii. Waste categories generated (pl. indicate category number as per Bio-medical Waste (Management and Handling) Rules)	
3.	Quantity of Waste Received in kg or Tons per annum	Yellow Category: .... Red Category: .... Blue Category: ....

Sl No.	Particulars	
4.	No. of vehicles used for collection and transportation of bio-medical waste	
5.	Additional Details	
	i. Brief details of the treatment units in the common treatment facility	Waste Storage Room (Yes/No) Incineration (Yes/No) Autoclaving (Yes/No) Microwaving (Yes/No) Shredding (Yes/No) Liquid waste effluent treatment plant (Yes/No) Vehicle Washing Facility (Yes/No) DG Set provision (Yes/No)
	ii. Installed capacity of the treatment units of the Bio-medical Waste Treatment and Disposal Facility	Storage and the provision of storage: Incineration: kg/hr Autoclaving .... Kg/batch Microwaving: .... Kg/batch Shredding: ...... kg/batch ETP for liquid waste: kl
	iii. Category-wise quantity of bio-medical waste treated in kg or tons per annum (on monthly average basis)	Yellow Category: Red Category: Blue Category:
	iv. Actual quantity of recyclable wastes sold to recyclers after treatment in kg or tons per annum (on monthly average basis)	Red Category: (indicate item-wise details and the quantity)
	v. Quantity of waste generated during the treatment of wastes in kg or Tons per annum (on monthly average basis)	**Incineration ash:** Effluent Treatment Plant Sludge:
	vi. Actual quantity of wastes disposed in secured landfill in kg or Tons per annum (on monthly average basis)	**Incineration ash:** Effluent Treatment Plant Sludge:
	a. Name and location of the secured landfill where disposable wastes are disposed of	
	vii. Mode of transportation of bio-medical wastes from occupier to the common treatment facility	

Sl No.	Particulars	
6.	Any other relevant information	(pl. attach map of the Bio-medical Waste Treatment and Disposal Facility indicating locations of various units, flow diagram of liquid waste effluent treatment plant, schematic diagram of incinerator with Air Pollution Control Devices)
7.	Certified that the above report is for the period from..	

Name and Signature of the Head of the Institution
Date:
Place

FORM-III
(See rule 14)

Accident Reporting

1. Date and time of accident:
2. Sequence of events leading to accident:
3. The waste involved in accident:
4. Assessment of the effects of the accidents on human health and the environment:
5. Emergency measures taken:
6. Steps taken to alleviate the effects of accidents:
7. Steps taken to prevent the recurrence of such an accident:

Date: .... Signature ....
Place: .... Designation ....

FORM -IV
(See rule 10)

(Authorization for operating a facility for collection, reception, treatment, storage, transport and disposal of bio-medical wastes)

1. File number of authorization and date of issue ....
2. .... of .... is hereby granted an authorization to operate a facility for collection, reception, treatment storage, transport and disposal of bio-

medical waste on the premises situated at ....
....
....

3. This authorization shall be in force for a period of .... years from the date of issue.
4. This authorization is subject to the conditions stated below and to such other conditions as may be specified in the rules for the time being in force under the Environment (Protection) Act, 1986.

Date .... Signature ....
Place .... Designation ....

Terms and conditions of authorization*

1. The authorization shall comply with the provisions of the Environment (Protection) Act, 1986, and the rules made there-under.
2. The authorization or its renewal shall be produced for inspection at the request of an officer authorized by the prescribed authority.
3. The person authorized shall not rent, lend, sell, transfer or otherwise transport the bio-medical wastes without obtaining prior permission of the prescribed authority.
4. Any unauthorized change in personnel, equipment or working conditions as mentioned in the application by the person authorized shall constitute a breach of his authorization.
5. It is the duty of the authorized person to take prior permission of the prescribed authority to close down the facility.

*Additional terms and conditions may be stipulated by the prescribed authority.

FORM-V
(See rule 15)

Application for filing appeal against order passed by the prescribed authority at district level or regional office of the Pollution Control Board acting as prescribed authority or the State or Union Territory level authority.

1. Name and address of the person applying for appeal:
2. Number, date of order and address of the authority which passed the order, against which appeal is being made (certified copy of order to be attached)
3. Ground on which the appeal is being made.

4. List of enclosures other than the order referred in para 2 against which appeal is being filed.

Signature ....

Date: .... Name and Address ....

Form-VI

(See rule 5 [3])

Report of the Operator of the Common Bio-medical Waste Treatment and Disposal Facility on the Healthcare Facility or Healthcare Establishment not handing over Bio-medical Wastes for the dates.............. the month of ...., the year of ....

(To be informed immediately to the prescribed authority and also to be submitted to the prescribed authority by first week of every month for the previous month, by the Operator of the Common Bio-medical Waste Treatment Facility)

Sl. No.	Particulars				
1.	Particulars of the Operator of the Facility				
	i. Name of the authorized person (occupier/operator)				
	ii. Name of the Common Bio-medical Waste Treatment and Disposal Facility				
	iii. Address				
	iv. Tel. No., Fax. No.				
	v. E-mail ID				
2.	Total number of Healthcare Facilities or Healthcare Establishments taken membership	*Government*	*Private*		*Semi-Government*
3.	Total Average Quantity of Bio-medical Waste Generated from the member Healthcare Facility (HCF) or Healthcare Establishment (HCE) in a day/month (based on authorization issued by State Pollution Control Board¢/Pollution Control Committees)	.... In kgs/Tons			
		Type of HCF or HCE or Category of bio-medical waste	*Govt. in kgs*	*Private in kg*	*Semi-Government in kg*
		Yellow			
		Red			
		Blue			

Sl. No.	Particulars	
4.	Bio-medical waste received during the month for the period in kg or tons per month	Yellow category: Red category: Blue category:
5.	List of member Healthcare Facility (HCF) or Healthcare Establishment (HCE) not sent bio-medical waste for the month of .... of the .... year	

Certified that the above report is based on the record¢ available with this Common Bio-medical Waste Treatment and Disposal Facility

Date: **Name and signature of the Head of the Institution**

Place:

अनुबंध

3

रजिस्ट्री सं० डी० एल०-33004/99 REGD. NO. D. L.-33004/99

भारत का राजपत्र
The Gazette of India

Part II, Section 3, Sub-section (I)
No. 318
New Delhi, Thursday, July 11, 2002

MINISTRY OF ENVIRONMENT AND FORESTS

Notification

New Delhi, the 9th July, 2002

G.S.R. 489(E): In exercise of the powers conferred by sections 6 and 25 of the Environment (Protection) Act, 1986 (29 of 1986), the Central Government hereby makes the following rules further to amend the Environment (Protection) Rules, 1986, namely:

1. (1) These rules may be called the Environment (Protection) Third Amendment Rules, 2002. (2) They shall come into force on the date of their publication in the Official Gazette.
2. In the Environment (Protection) Rules, 1986, in Schedule I, after serial number 95 relating to Emission Limits for New Diesel Engines (up to 800 kW) for Generator Sets (Gensets) Applications and the entries relating thereto, the following serial number and entries shall be inserted, namely:

"96. Emission standards for diesel engines (engine rating more than 0.8 MW (800 kW) for power plant, generator set applications and other requirements

TABLE					
Parameter	Area Category	Total engine rating of the plant (includes existing as well as new generator sets)	Generator sets commissioning date		
			Before 1/7/2003	Between 1/7/2003 and 1/7/2005	On or after 1/7/2005
NOx (as NO_2) (AT 15% O_2), dry basis, in ppmv	A	Up to 75 MW	1100	970	710
	B	Up to 150 MW			
	A	More than 75 MW	1100	710	360
	B	More than 150 MW			
NMHC (as C) (at 15% O_2), mg/Nm^3	Both A and B		150	100	
PM (at 15% O_2), mg/Nm^3	Diesel Fuels - HSD & LDO	Both A and B	75	75	
	Furnace Oils - LSHS & FO	Both A and B	150	100	
CO (at 15% O_2), mg/Nm^3	Both A and B		150	150	
Sulphur content in fuel	A		<2%		
	B		<4%		
Fuel specification	For A only	Up to 5 MW	Only Diesel Fuels (HSD, LDO) shall be used		
Stack height (for generator sets commissioned after 1/7/2003)	Stack height shall be maximum of the following, in meter: (i) 14 $Q^{0.3}$, Q = Total SO_2 emission from the plant in kg/hr (ii) Minimum 6 m above the building where generator set is installed.(iii) 30 m.				

Note:

1. Acronyms used:

MW	:	Mega (10^6) Watt
FO	:	Furnace Oil
NOx	:	Oxides of Nitrogen
HSD	:	High Speed Diesel
NO_2	:	Nitrogen Dioxide
LDO	:	Light Diesel Oil
O_2	:	Oxygen
LSHS	:	Low Sulphur Heavy Stock
NMHC	:	Non-Methane Hydrocarbon
kPa	:	Kilo Pascal
C	:	Carbon
mm	:	Milli (10^{-3}) metre
PM	:	Particulate Mattre
kg/hr	:	Kilo (10^3) gram per hour
CO	:	Carbon Monoxide
mg/Nm^3	:	Milli (10^{-3}) gram per normal $metre^3$
SO_2	:	Sulphur Dioxide
ppmv	:	part per million (10^6) by volume

2. Area categories A and B are defined as follows:
   Category A: Areas within the municipal limits of towns/cities having population more than 10 lakhs and also up to 5 km beyond the municipal limits of such towns/cities.
   Category B: Areas not covered by category A.
3. The standards shall be regulated by the State Pollution Control Boards or Pollution Control Committees, as the case may be.
4. Individual units with engine ratings less than or equal to 800 KW are not covered by this notification.
5. Only following liquid fuels viz. High Speed Diesel, Light Diesel Oil, Low Sulphur Heavy Stock and Furnace Oil or liquid fuels with equivalent specifications shall be used in these power plants and generator sets.
6. For expansion project, stack height of new generator sets shall be as per total Sulphur Dioxide emission (including existing as well as additional load).
7. For multi-engine plants, fuels shall be grouped in cluster to get better plume rise and dispersion. Provision for any future expansion should be made in planning stage itself.

8. Particulate Matter, Non-Methane Hydrocarbon and percent moisture (dry basis). Carbon Monoxide results are to be normalized to 25°C, 1.01 kilo Pascal (760 mm of mercury) pressure.
9. Measurement shall be performed at steady load conditions of more than 85% of the rated load.
10. Continuous monitoring of oxides of nitrogen shall be done by the plants whose total engine capacity is more than 50 Mega Watt. However, minimum once in six months monitoring for other parameters shall be adopted by the plants.
11. Following methods may be adopted for the measurement of emission parameters:

Sl. No.	Emission Parameters	Measurement Methods
1.	Particulates	Gravimetric
2.	SO_2	Barium Perchlorate- Thorin indicator method
3.	NOx	Chemiluminescence, Non-dispersive Infrared, Non-dispersive ultraviolet (for continuous measurement),Phenol disulphonic method
4.	CO	Non-dispersive Infrared
5.	O_2	Paramagnetic, Electrochemical sensor
6.	NMHC	Gas chromatograph - Flame ionization detector

Note: The principal rules were published in the Gazette of India vide number S.O. 844(E) 19th November, 1986 and subsequently amended vide S.O. 433(E) dated 18th April, 1987, S.O. 64(E) dated 18th January, 1988, S.O.3(E) dated 3rd January, 1989, S.O. 190(E) dated 15th March, 1989, G.S.R. 913(E) the 24th October, 1989, S.O."12(E) dated 8th January, 1990, G.S.R. 742(E) dated 30th August, 1990, S.O. 23(E) dated 16th January, 1991, G.S.R. 93(E) dated 21st February, 1991, G.S.R. 95(E) dated 12th February, 1992, G.S.R. 329(E) dated 13th March, 1992, G.S.R. 475(E) dated 5th May, 1992, G.S.R. 797(E) dated 1st October, 1992, G.S.R. 386(E) dated 28th April, 1993, G.S.R.

422(E) dated 19th May, 1993, G.S.R. 801(E) dated 31st December, 1993, G.S.R. 176(E) dated 3rd April, 1996, G.S.R. 631(E) dated 31st October, 1997, G.S.R. 504(E) dated 20th August, 1998, G.S.R. 7(E) dated 25th September, 2000, G.S.R. 72(E) dated 6th February, 2001, G.S.R. 54(E) dated 22.1.2002 and G.S.R. No. 371(E) dated 17.5.2002.

अनुबंध

4

Ministry of Environment and Forests

NOTIFICATION

New Delhi, 27th August, 2003.

S.O. 979 (E):- Whereas a draft of certain amendments to the Government of India in the Ministry of Environment and Forests notification number S.O.763

(E) dated 14th September, 1999 (hereinafter referred to as the said notification) which the Central Government proposes to make under sub-section (1) and clause (v) of sub-section (2) of section 3 of the Environment (Protection) Act, 1986 (29 of 1986) read with clause (d) of sub-rule (3) of rule 5 of the Environment (Protection) Rules, 1986, were published in the Gazette of India, Extraordinary, Part II, Section 3, Sub-section (ii) dated 6th November, 2002 vide S.O. 1164 (E), dated 5th November, 2002 inviting objections and suggestions from all persons likely to be affected thereby before the expiry of sixty days from the date on which copies of the Gazette containing the said draft amendments were made available to the public.

And, whereas copies of the said Gazette were made available to the public on 27th November 2002;

And, whereas all the objections and suggestions received from all persons likely to be affected thereby in respect of the said draft notification have been duly considered by the Central Government;

Now, therefore, in exercise of the powers conferred by sub-section (1) and clause (v) of sub-section (2) of section 3 of the Environment (Protection) Act, 1986 (29 of 1986) read with clause (d) of sub-rule

(3) of rule 5 of the Environment (Protection) Rules, 1986, the Central Government hereby makes the following amendments to the said notification, namely:

AMENDMENTS

1. In the said notification, in the preamble, for the words "fifty kilometers", the words "one hundred kilometers" shall be substituted.
2. In the said notification, in paragraph 1–
   (a) in sub-paragraph (1), for the words "fifty kilometers", the words "one hundred kilometers" shall be substituted;
   (b) after sub-paragraph (1), the following subparagraphs shall be inserted, namely:
   1. (A) Every construction agency engaged in the construction of buildings within a radius of fifty to one hundred kilometers from a coal or lignite-based thermal power plant shall use fly ash bricks or blocks or tiles or clay fly ash bricks or cement fly ash bricks or blocks or similar products or a combination or aggregate of them in such construction as per the following minimum percentage (by volume) of the total bricks, blocks and tiles, as the case may be, used in each construction project, namely:-
      (i) 25 per cent by 31st August 2004;
      (ii) 50 per cent by 31st August 2005;
      (iii) 75 per cent by 31st August, 2006; and
      (iv) 100 per cent by 31st August 2007.

      In respect of construction of buildings within a radius of 50 kilometers from a coal or lignite based thermal power plant the following minimum percentage (by volume) of use of bricks, blocks and tiles shall apply: -
      (i) 50 per cent by 31st August 2004;
      (ii) 100 per cent by 31st August 2005.

      (B) The provisions of sub-paragraph (1A) shall be applicable to all construction agencies such as Housing Boards and those in the private sector builders of apartments, hotels, resorts and cottages and the like. It shall be the responsibility of the construction agencies either undertaking the construction or approving the design or both to ensure compliance of the provisions of sub-paragraph (1A) and to submit such returns as may be called for and compliance reports to the State Government or Union territory Administration";

(c) for sub-paragraph (2), the following sub-paragraphs shall be substituted, namely: -

" (2) The authority for ensuring the use of specified quantity of ash as per sub-paragraph (1) shall be the concerned Regional Officer of the State Pollution Control Board or the Pollution Control Committee, as the case may be.

(A) The concerned State Government shall be the enforcing and monitoring authority for ensuring compliance of the provisions of sub-paragraph (lA)";

1. in sub-paragraph (3), for the words, brackets and figure "under para (1)" the words, brackets and figure "under sub-paragraph (1)" shall be substituted;

2. after sub-paragraph (3), the following sub-paragraphs shall be inserted, namely:

3. (A) A decision on the application for manufacture of fly ash bricks, block, and tiles and similar other fly ash based products shall be taken within thirty days from the date of receipt of the application by the competent authority. A decision on consent to establish the brick kiln shall be taken by the Pollution Control Board or the Pollution Control Committee, as the case may be, within a period of thirty days from the date of receipt of application by it.

(B) In case of non-compliance of the provisions of sub-paragraph (1) of paragraph 1, the competent authority, in addition to cancellation of consent order issued to establish the brick kiln, shall move the district administration for cancellation of the mining lease.

(C) All authorities sanctioning or renewing any land, soil or clay mining lease shall not grant such lease or extension of lease or renewal to clay brick, block or tile manufacturing unit within a radius of one hundred kilometers of the coal or lignite based thermal power plant in cases where the manufacturer does not mix a minimum of 25 per cent by weight of fly ash or pond ash in the manufacture of bricks or blocks or tiles. The cancellation of mining lease shall be decided by the district administration after giving the holder of such lease an opportunity of being heard. To enable the competent authority to verify the actual use of ash, the thermal power plant shall maintain month-wise records of ash made available to each brick kiln.

(D) It shall be sufficient compliance of this notification if within twelve months from the date of issue of this notification, manufacturers of clay bricks, blocks and tiles located within a radius of 50 to 100 kilometers of a coal or lignite based thermal power plant comply with the provisions of sub-paragraphs (1) and (2)."

(F) in sub-paragraph (4), after brackets and letters "(AIBTMF)", the words "or a representative of local brick kiln owners association, federation, group." shall be inserted;

(G) after sub-paragraph (4), the following sub-paragraphs shall be inserted, namely: -

(5) No agency, person or organization shall, within a radius of 100 kilometers of a thermal power plant undertake construction or approve design for construction of roads or flyover embankments in contravention of the guidelines/specifications issued by the Indian Road Congress (IRC) as contained in IRC specification No. SP: 58 of 2001. Any deviation from this direction can only be agreed to on technical reasons if the same is approved by Chief Engineer (Design) or Engineer-in-Chief of the concerned agency or organization or on production of a certificate of "Pond ash not available" from the thermal power plant(s) (TPPs) located within 100 kilometers of the site of construction. This certificate shall be provided by the TPP within two working days from the date of making a request for ash.

(6) Soil required for top or side covers of embankments of roads or flyovers shall be excavated from the embankment site and if it is not possible to do so, only the minimum quantity of soil required for the purpose shall be excavated from soil borrow area. In either case, the topsoil should be kept or stored separately. Voids created due to soil borrow area shall be filled up with ash with proper compaction and covered with topsoil kept separately as above. This would be done as an integral part of embankment project within the time schedule of the project.

(7) No agency, person or organization shall within a radius of 100 kilometers of a coal or lignite based thermal power plant allow reclamation and compaction of low-lying areas with soil. Only pond ash shall be used for compaction. They shall also ensure that such reclamation and compaction is done in accordance

with the bye-laws, regulations and specifications laid down by the authorities mentioned in sub-paragraph (3) of paragraph 3."

3. In the said notification, in paragraph 2,
   (a) for the marginal heading "Utilisation of ash by Thermal Power Plants", the marginal heading "Responsibilities of Thermal Power Plants" shall be substituted;
   (b) for the opening words, "All coal or lignite-based thermal power plants shall utilise the ash generated in the power plants as follows: ", "Every coal or lignite-based thermal power plant shall take the following steps to ensure the utilisation of ash generated by it, namely";
   (c) in sub-paragraph (1),
      (i) after the words "products such as cement, concrete blocks, bricks, panels", the words "or a combination thereof" shall be inserted;
      (ii) the following shall be added at the end, namely:
      " The thermal power plants have to ensure availability of fair quantity of ash to each user including brick kilns.";
4. In the said notification, after paragraph 2, the following paragraph shall be inserted, namely:
   " 2A. Utilization of fly ash for reclamation of sea.
   "Subject to the rules made under the Environment (Protection) Act, 1986 (29 of 1986) reclamation of sea shall be a permissible method of utilization of fly ash."
5. In the said notification, in paragraph 3, the following sub-paragraphs shall be inserted, namely:
   (2A) All agencies including the Central Public Works Department and State Government agencies concerned with utilization of fly ash for construction purposes shall, within three months from the 1st day of September, 2003 make provisions for the use of fly ash and fly ash based bricks, blocks or tiles or aggregates of them in the schedule of approved materials and rates.
   (2B) All agencies undertaking construction of roads or flyover bridges including Ministry of Road Transport and Highways (MORTH), National Highways Authority of India (NHAI), Central Public Works Department (CPWD), State Public Works Departments and other State Government Agencies, shall, within three months from the 1st day of September, 2003.

a. make provisions in their tender documents, schedules of approved materials and rates as well as technical documents, including those relating to soil borrow area or pit as per sub-paragraph (7) of paragraph 1; and
b. make necessary specifications/guidelines for road or flyover embankments that are not covered by the specifications laid down by the Indian Road Congress (IRC)."

[F.No.16-2/95-HSMD] (Dr. V. Rajagopalan)
Joint Secretary to the Govt. of India

Footnote: The principal notification was published in the Gazette of India, Part II, Section 3, sub-section (ii) vide S.O.763 (E) dated 14.9.1999.

अनुबंध

5

Central Pollution Control Board

Guidelines for Common Biomedical Waste Treatment Facility

CONTENTS

INTRODUCTION

A Common Bio-medical Waste Treatment Facility (CBWTF) is a set-up where biomedical waste generated from a number of healthcare units is imparted necessary treatment to reduce adverse effects that this waste may pose. The treated waste may finally be sent for disposal in a landfill or for recycling purposes. Installation of individual treatment facilities by small healthcare units requires comparatively high capital investment. In addition, it requires separate manpower and infrastructure development for proper operation and maintenance of treatment systems. The concept of CBWTF not only addresses such problems but also prevents proliferation of treatment equipment in a city. In turn, it reduces the monitoring pressure on regulatory agencies. By running the treatment equipment at CBWTF to its full capacity, the cost of treatment of per kilogram gets significantly reduced. Its considerable advantages have made CBWTF popular and proven concept in many developed countries.

CBWTF, as an option, has also been legally introduced in India. The Bio-medical Waste (Management & Handling) Rules, 1998, give an option to the bio-medical waste generator that such waste can also be treated at the common bio-medical waste treatment facility. The Second Amendment of the Rules in June, 2000, further eased the bottleneck in upbringing the CBWTF by making Local Authority responsible for providing suitable site within its jurisdiction. The concept of CBWTF is also being widely accepted in India among the healthcare units, medical associations and entrepreneurs.

In order to set up a CBWTF to its maximum perfection, care shall be taken in choosing the right technology, development of CBWTF area, proper designing of transportation system to achieve optimum results, etc. These key features of CBWTF have been addressed in the following sections and will form the guidelines for the establishment of CBWTFs throughout the country.

LOCATION

A CBWTF shall be located at a place reasonably far away from residential and sensitive area so that it has minimal impact on these areas. The CBWTF shall be located as near to its area of operation as possible in order to minimize the travel distance in waste collection, thus enhancing its operational flexibility. The location shall be decided in consultation with the State Pollution Control Board (SPCB)/Pollution Control Committee (PCC).

LAND REQUIREMENT

Sufficient land shall be allocated for CBWTF to provide all requisite systems. It is felt that a CBWTF will require minimum of 1 acre land area.

So, preferably, a CBWTF to be set up on a plot size of not less than one acre.

COVERAGE AREA OF CBWTF

In any area, only one CBWTF may be allowed to cater up to 10,000 beds at the approved rate by the Prescribed Authority. A CBWTF shall not be allowed to cater to healthcare units situated beyond a radius of 150 km. However, in an area where 10,000 beds are not available within a radius of 150 km, another CBWTF may be allowed to cater to the healthcare units situated outside the said 150 km.

TREATMENT EQUIPMENT

As per the provisions of Bio-medical Waste (Management & Handling) Rules, waste falling in most of the categories can be treated in systems based on non-bum technologies. Such waste account for about 90% of the total waste streams in a healthcare unit. In the brain-storming session held during the workshop at Hyderabad (February 25–26, 2003), it was unanimously decided that the CBWTF should emphasize more on non-burn technologies. It is mandatory to impart incineration/deep burial (depending upon the population of town) to anatomical and other types of waste falling under categories 1 and 2. Therefore, an incinerator of adequate capacity to cater only categories 1 and 2 waste shall be installed. (If secured landfill is not available, category 5 may also be incinerated.) The wastes falling under category 5, i.e. discarded medicines, cytotoxic drugs and category 10, i.e. chemical wastes (solids) can be disposed in a secured landfill. A Common Bio-medical Waste Treatment Facility (CBWTF) shall have the following treatment facilities:

Incineration

It is a controlled combustion process where waste is completely oxidized and harmful microorganisms present in it are destroyed/ denatured under high temperature.

The guidelines for "Design & Construction of Bio-medical Waste Incinerators" prepared by CPCB shall be followed for selecting/ installing a better bio-medical waste incinerator.

Autoclaving/Microwaving/Hydroclaving

Autoclaving is a low-heat thermal process where steam is brought into direct contact with waste in a controlled manner and for sufficient duration to disinfect the wastes. For ease and safety in operation, the system should be horizontal type and exclusively designed for the treatment of bio-medical waste. For optimum results, prevacuum based system be preferred against the gravity type system. It shall have tamper-proof control panel with efficient display and recording devices for critical parameters such as time, temperature, pressure, date and batch number, etc.

In microwaving, microbial inactivation occurs as a result of the thermal effect of electromagnetic radiation spectrum lying between the frequencies 300 and 300,000 MHz. Microwave heating is an inter-molecular heating process. The heating occurs inside the waste material in the presence of steam. Hydroclaving is similar to that of autoclaving except that the waste is subjected to indirect heating by applying steam in the outer jacket. The waste is continuously tumbled in the chamber during the process.

Though chemical disinfection is also an option for the treatment of certain categories of bio-medical waste but looking at the volume of waste to be disinfected at the CBWTF and the pollution load associated with the use of disinfectants, the use of chemical disinfection for the treatment of bio-medical waste at CBWTF is not recommended.

Shredder

Shredding is a process by which wastes are deshaped or cut into smaller pieces so as to make the wastes unrecognizable. It helps in prevention of reuse of bio-medical waste and also acts as identifier that the wastes have been disinfected and are safe to dispose of. A shredder to be used for shredding bio-medical waste shall confirm to the following minimum requirements:

1. The shredder for bio-medical waste shall be of robust design with minimum maintenance requirement.
2. The shredder should be properly designed and covered to avoid spillage and dust generation. It should be designed such that it has minimum manual handling.

3. The hopper and cutting chamber of the shredder should be so designed to accommodate the waste bag full of bio-medical waste.
4. The shredder blade should be highly resistant and should be able to shred waste sharps, syringes, scalpels, glass vials, blades, plastics, catheters, broken ampoules, intravenous sets/ bottles, blood bags, gloves, bandages, etc. It should be able to handle/ shred wet waste, specially after microwave/ autoclave/hydroclave.
5. The shredder blade shall be of non-corrosive and hardened steel.
6. The shredder should be so designed and mounted so as not to generate high noise and vibration.
7. If hopper lid or door of collection box is opened, the shredder should stop automatically for safety of the operator.
8. In case of shock-loading (non-shreddable material in the hopper), there should be a mechanism to automatically stop the shredder to avoid any emergency/accident.
9. In case of overload or jamming, the shredder should have mechanism of reverse motion of shaft to avoid any emergency/ accident.
10. The motor shall be connected to the shredder shaft through a gear mechanism to ensure low rpm and safety.
11. The unit shall be suitably designed for operator safety, mechanical as well as electrical.
12. The shredder should have low rotational speed (maximum 50 rpm). This will ensure better gripping and cutting of the bio-medical waste.
13. The discharge height (from discharge point to ground level) shall be sufficient (minimum 3 feet) to accommodate the containers for collection of shredded material. This would avoid spillage of shredded material.
14. The minimum capacity of the motor attached with the shredder shall be 3 kW for 50 kg/hr, 5 kW for 100 kg/hr and 7.5 kW for 200 kg/hr and shall be three-phase induction motor. This will ensure efficient cutting of the bio-medical wastes as prescribed in the Bio-medical Waste (Management & Handling) Rules.

Sharp Pit/Encapsulation

A sharp pit or a facility for sharp encapsulation shall be provided for treated sharps. An option may also be worked out for recovery of metal from sharps in a factory.

Vehicle/Container Washing Facility

Every time a vehicle is unloaded, the vehicle and empty waste containers shall be washed properly and disinfected. It can be carried out in an open area but on an impermeable surface and liquid effluent so generated shall be collected and treated in an effluent treatment plant. The impermeable area shall be of appropriate size so as to avoid spillage of liquid during washing.

Effluent Treatment Plant

A suitable effluent treatment plant shall be installed to ensure that liquid effluent generated during the process of washing containers, vehicles, floors, etc. is disposed after treatment. The treated effluent shall comply with the stipulated regulatory requirements. All the treatment equipment installed at the CBWTF shall comply with the standards stipulated in the Bio-medical Waste (Management and Handling) Rules, 1998.

INFRASTRUCTURE SET-UP

The CBWTF shall have enough space within it to install required treatment equipment, incoming and outgoing waste storage area, vehicle-parking and washing area, effluent treatment plant (ETP), staff room, etc. The required area for CBWTF would depend upon the projected amount of bio-medical waste to be handled by it. A CBWTF shall have the following infrastructure:

Treatment Equipment Room

A separate housing may be provided for each treatment equipment at the CBWTF such as incinerator room, autoclave room, microwave room. etc, as applicable. Each room shall have well-designed roof and walls. Such room shall be well-ventilated and easy to wash. The floor and interior finishing of the room shall be such that chances of sticking/harboring of microorganisms is minimized. This can be attained by providing smooth and fine floor and wall surfaces (to a height of 2 meter from floor) preferably of tiles. The number of joints in such surfaces shall be minimal.

The equipment room shall also have a separate cabin, to supervise the operation of the equipment and to record the waste handling and equipment operational data. Attached to each equipment room, there shall be two waste storage rooms, one for storage of untreated wastes and another for treated wastes. The storage room shall have provisions similar to that of equipment room being well-ventilated with easy-to-wash floors and walls, smooth and fine surfaces, etc.

Main Waste Storage Room

This shall be provided near the entry point of the CBWTF to unload and store all biomedical wastes that have been transported to the facility by vehicle. The size of the room shall be adequate to store all wastes transported to the CBWTF. The front portion of the room shall be utilized for unloading the wastes from the vehicle and back or side portion shall be utilized for shifting the wastes to the respective treatment equipment. In the front of the room, where vehicle is parked for unloading, the floor shall be made impermeable so that any liquid spilled during unloading does not percolate into the ground. The liquid generated during handling of wastes and washing, shall be diverted to the inlet of ETP.

In the main storage room, wastes shall be stacked with clear distinction as per the color coding of the containers. From here, the colored containers may be sent to the respective treatment equipment. The main storage room too shall have provisions similar to that of equipment room such as roofing, well-ventilated, easy-to-wash floors and walls, smooth and fine surfaces, etc.

Treated Waste Storage Room

This is the room where wastes treated in different treatment units shall be stored. The wastes shall be stored in separate group as per the disposal options. Other provisions in the room shall be similar to the main storage room.

Administrative Room

This room shall be utilized for general administration, record-keeping, billing, etc.

Generator Set

Every CBWTF shall have generator set as standby arrangment for power, with sufficient capacity to run the treatment equipment during the failure of power supply. The generator set shall comply with the necessary requirements under the Environment (Protection) Rules, 1986.

Site Security

High walls, fencing and guarded gates shall be provided at the facility to prevent unauthorized access to the site by humans and livestock.

Parking

Provision shall be made within the confines of the site for parking of required number of vehicles, loading and unloading of the vehicles meant for transporting waste to and from the facility, etc.

Sign Board

An identification board of durable material and finish shall be displayed at the entrance to the facility. This shall clearly display the name of the facility, the name, address and telephone number of the operator and the prescribed authority, the hours of operation and the telephone numbers of the personnel to be contacted in the event of an emergency.

Greenbelt

The open area within the CBWTF shall be developed into greenbelt.

Washing Room

A washing room shall be provided for eyewashing/handwashing/bathing, etc.

Besides above, the following important provisions should be made in a CBWTF:

- A telephone shall be provided and maintained at the facility.
- A first-aid box shall be provided and maintained at the CBWTF.
- Proper lighting shall be provided at the facility.
- Proper care shall be taken to keep the facility and surroundings free from odors.
- Proper fire-fighting facilities and emergency alarm shall be installed.

- Measures shall be implemented to control pests and insects at the site.
- Measures shall be implemented to control the escape of litter from the site.
- Necessary provision shall be made to prevent and control noise generated, if any, due to the activities at the site.
- Necessary protective gear for the waste handlers shall be provided.

Every CBWTF operator shall submit a work-plan to the Prescribed Authority. The work-plan should include the details of facilities at the CBWTF, the collection, transportation and storage of the bio-medical wastes, operational details, etc.

RECORDKEEPING

Maintenance of records for all operations carried out at the CBWTF is very important to monitor overall operation of the CBWTF. It also helps in submission of the required information to be submitted to the prescribed authority by the 31st January of every year. A well-maintained record of all the activities at the CBWTF also enables the facility operator to produce all information of the activities on demand of the concerned authority. The record should include all information related to each activity at the CBWTF site, however, minimum requirement has been outlined below:

Records of Waste Movements

Daily records shall be maintained for the waste accepted and treated waste removed from the site. This record shall include the following minimum details:

i. *Waste accepted*: Waste collection date, name of the healthcare unit, waste category as per the rules, quantity of waste, vehicle number and receiving date (at site).
ii. *Treated waste removed*: Date, treated waste type, quantity, vehicle number and location of disposal.

Logbook for the Equipment

A logbook shall be maintained for each treatment equipment installed at the site and shall include the following:

i. The weight of each batch.

ii. The categories of waste as per the rules.
iii. The time, date and duration of each treatment cycle and total hours of operations.
iv. The complete details of all operational parameters during each cycle.

Site Records

Site records shall include the following:
i. Details of construction or engineering works
ii. Maintenance schedule, breakdowns/trouble shootings and remedial actions
iii. Emergencies
iv. Incidents of unacceptable waste received and the action taken
v. Details of site inspections by the officials of the regulatory agency and necessary action on the observations

Daily, monthly and annual summary records of all the above shall be maintained and made available at the site for inspection, whenever required by an authorized officer of regulatory agency.

COLLECTION AND TRANSPORTATION OF BIO-MEDICAL WASTE

The collection and transportation of bio-medical waste shall be carried out in a manner so as to avoid any possible hazard to human health and environment. Collection and transportation are the two operations where the chances of segregated bio-medical waste coming in contact with the public, rag pickers, animals/birds, etc. are high. Therefore, all care shall be taken to ensure that the segregated bio-medical waste, handed over by the health care units, reach CBWTF without any damage, spillage or unauthorized access by public, animals, etc. A responsible person from the CBWTF operator shall always accompany the vehicle to supervise the collection and transportation of bio-medical waste.

Collection of Bio-medical Waste

Generator of the bio-medical waste is responsible for providing segregated waste to the CBWTF operator. The wastes shall be segregated as per the provisions of the Bio-medical Waste

(Management & Handling) Rules, 1988. The CBWTF operator shall not accept the non-segregated waste and such incident shall be reported to the prescribed authority. Temporary storage at healthcare unit shall be designated. The colored bags handed over by the healthcare units shall be collected in similar colored containers with cover. Each bag shall be labeled as per the Schedule III & IV of the Bio-medical Waste (Management & Handling) Rules, so that at any time, the healthcare units can be traced back that are not segregating the bio-medical wastes as per the Rules. The colored containers should be strong enough to withstand any possible damage that may occur during loading, transportation or unloading of such containers. These containers shall also be labeled as per the Schedule III of the Rules. Sharps shall be collected in puncture-resistant container. The person responsible for collection of bio-medical wastes shall also carry a register with him to maintain the records such as name of the healthcare unit, the type and quantity of waste received, signature of the authorized person from the healthcare unit side, day and time of collection, etc.

Transportation of the Collected Bio-medical Waste to the CBWTF

The bio-medical waste collected in colored containers shall be transported to the CBWTF in a fully covered vehicle. Such vehicle shall be dedicated for transportation of bio-medical waste only. Depending upon the volume of the wastes to be transported, the vehicle may be a three-wheeler, light motor vehicle or heavy duty vehicle. In either case, the vehicle must possess the following:

i. Separate cabins shall be provided for driver/staff and the bio-medical waste containers.
ii. The base of the waste cabin shall be leak-proof to avoid pilferage of liquid during transportation.
iii. The waste cabin may be designed for storing waste containers in tiers.
iv. The waste cabin shall be so designed that it is easy to wash and disinfect.
v. The inner surface of the waste cabin shall be made of smooth surface to minimize water retention.

vi. The waste cabin shall have provisions for sufficient openings in the rear and/or sides so that waste containers can be easily loaded and unloaded.
vii. The vehicle shall be labeled with the bio-medical waste symbol (as per the Schedule III of the Rules) and should display the name, address and telephone number of the CBWTF.

Depending upon the area to be covered under the CBWTF, the route of transportation shall be worked out. The transportation routes of the vehicle shall be designed for optimum travel distance and to cover maximum number of healthcare units. As far as possible, the transportation shall be carried out during non-peak traffic hours. If the area to be covered is very large, a satellite station may be established to store the bio-medical waste collected from the adjoining areas. The wastes so stored at satellite station may then be transported to the CBWTF in a big vehicle. It shall be ensured that the total time taken from generation of bio-medical waste to its treatment, which also includes collection and transportation time, shall not exceed 48 hours.

DISPOSAL OF TREATED BIO-MEDICAL WASTE

The treated bio-medical waste shall be disposed as per the following table:

S. No	Waste Category	Disposal Method
1.	Plastic wastes after disinfection and shredding	Recycling or municipal landfill
2.	Disinfected sharps (except syringes)	
	i. If encapsulated	Municipal landfill
	ii. If non-encapsulated	Municipal landfill Possibility of recycling shall be explored
3.	Incineration ash	Secured landfill
4.	Other treated solid wastes	Municipal landfill
5.	Oil & grease	Incineration
6.	Treated waste water	Sewer/drain or recycling

COST TO BE CHARGED BY THE CBWTF OPERATOR FROM THE HEALTHCARE UNITS

Cost to be charged from the healthcare units plays an important role in sustaining the project. The cost shall be so worked out that neither it becomes a monopoly of the CBWTF operator nor the interest of the CBWTF operator is overlooked. Accordingly, it is recommended that cost to be charged from the healthcare units shall be worked out in consultation with the State Pollution Control Board/Pollution Control Committee and the local Medical Association.

SETTING UP AND OPERATION OF CBWTF

Setting up and operating a CBWTF requires compliance with a number of regulatory requirements/provisions. The important requirements/provisions are listed below:

i. Municipal Corporations, Municipal Boards or Urban Local Bodies, as the case may be, shall be responsible for providing suitable common disposal/incineration sites for the bio-medical waste generated in the area under their jurisdiction and in areas outside the jurisdiction of any municipal body, it shall be the responsibility of the occupier generating bio-medical waste/operator of a bio-medical waste treatment facility to arrange for suitable sites individually or in association, so as to comply with the provisions of these rules (Bio-medical Waste Management & Handling Rules).
ii. The local body such as a Municipal Body or any Private Entrepreneur, whoever wishes to set up a CBWTF, shall submit a detailed work-plan of proposed CBWTF to the concerned State Pollution Control Board (SPCB)/Pollution Control Committee (PCC) for evaluation and issue of "Consent to Establish". The workplan should include complete details of the project such as site details, coverage area, infrastructure set up, transportation of bio-medical waste, operating procedure, etc.
iii. The SPCB/PCC upon receipt of such work-plan shall review the proposal and "Consent to establish" shall be issued to the proponent with the required conditions.
iv. Once the proponent establishes the necessary infrastructure, the site and the resources shall be inspected by the SPCB/PCC for the adequacy of the facility/equipment. Upon satisfactory

recommendation, the authorization under the Bio-medical Waste (Management & Handling) Rules, shall be issued with necessary condition to the proponent.

v. The SPCB/PCC shall ensure the operation of the CBWTF as per the stipulated conditions and work-plan submitted by the proponent. The SPCB/PCC shall also ensure regular inspection of the CBWTF.

vi. It is the duty of the healthcare units to hand over the segregated bio-medical waste to the CBWTF operator as per the Bio-medical Waste (Management & Handling) Rules as well as compatible with treatment facilities at CBWTF as suggested by the operator. The CBWTF operator shall list out daily such healthcare units that are not handing over the segregated bio-medical waste and the same shall be communicated to the SPCB/PCC every week. The SPCB/PCC shall take an immediate action against the defaulter healthcare units of such violation.

vii. The CBWTF operator shall carry out following tests at least quarterly from the approved laboratory and submit the quarterly report of the same to the SPCB/PCC:

   a. Stack Emission Monitoring Test of the incinerator for parameters such as Particulate Matter, HCl, NOx, CO, CO_2, O_2 and combustion efficiency as required under the Bio-medical Waste (Management & Handling) Rules. The test for VOC in incineration ash shall also be carried out.

   b. Validation test of autoclave/microwave/hydroclave.

   c. The applicable parameters of any effluent being discharged from the CBWTF.

Check-list for Development of Common Bio-Medical Waste Treatment Facility

The criteria for development of CBWTF have been discussed in detail in the previous chapters. However, to have at a glance check in developing CBWTF, following checklist is reproduced for convenience:

Treatment Facility

Following treatment facilities shall be provided in any common facility:

- Autoclave (Pre-vacuum horizontal feeding)/Hydroclave/Microwave.

- Incineration (for waste belonging to categories 1, 2 and 5 only)
- Shredder
- Sharp pit (withdrawing details)/Encapsulation/Recovery of metal in some factory may be looked into
- Facility for bin washing, floor washing, vehicle washing
- Effluent treatment plant
- Secured landfill (Untill a secured landfill comes up in the area, space within the CBWTF facility shall be used)
- Only waste category 1 and 2 shall be incinerated (if secured landfill is not available, waste category 5 may also be incinerated).

All other infected waste shall be imparted autoclaving/ hydroclavingl microwaving as applicable under the Bio-medical Waste (Management & Handling) Rules, 1998.

Incinerator, Autoclave/Hydroclave/Microwave shall be PLC-based with tamper-proof control panel and recording devices.

Location

Reasonably away from residential and sensitive area.

Land

Preferably not less than one acre land may be required to set up all the requisite facilities.

Coverage area

In any area, only one CBWTF may be allowed to cater up to 10,000 beds at the approved rate by the prescribed authority. A CBWTF shall not be allowed to cater healthcare units situated beyond a radius of 150 km. However, in an area where 10,000 beds are not available within a radius of 150 km, another CBWTF may be allowed to cater the healthcare units situated outside the said 150 km.

Segregation

i. Segregation shall be as per the Bio-medical Waste (Management & Handling) Rules as well as compatible with treatment facilities at CBWTF as suggested by the operator.
ii. Generator is responsible for providing segregated waste to the operator.
iii. The operator shall not accept un-segregated waste and report the matter to the prescribed authority.

Collection

i. Respective colored bags should be kept in similar colored container, i.e colored bags shall not be directly kept in vehicle.
ii. Sharps shall be collected in puncture-resistant containers.
iii. Temporary storage at healthcare unit shall be designated.

Transport Vehicle

i. Dedicated vehicle for the collection of Bio-medical Waste.
ii. Separate cabins shall be provided for driver/staff and the bio-medical waste containers.
iii. The base of the waste cabin shall be leakproof to avoid pilferage of liquid during transportation.
iv. The waste cabin may be designed for storing waste containers in tiers.
v. The waste cabin shall be so designed that it is easy to wash and disinfect.
vi. The inner surface of the waste cabin shall be made of smooth surface to minimize water retention.
vii. The waste cabin shall have provisions of sufficient openings in the rear and/or sides so that waste containers can be easily loaded and unloaded.
viii. The vehicle shall be labeled with the bio-medical waste symbol (as per the Schedule III of Rules) and should display the name, address and telephone number of the CBWTF.

Storage

i. Sufficient ventilated storage space for untreated and treated bio-medical waste shall be provided.
ii. The flooring and walls (to a height of 2m from floor) shall be finished with smooth and fine material. There shall be minimum number of joints.

Recordkeeping

i. Documents such as collection advice taken from healthcare units for each category of waste, records of waste movements, logbook for the equipment and site records shall be maintained.
ii. All the records shall be available at the CBWTF site for inspection.

Disposal

i. Incineration ash–Secured landfill
ii. Treated solid waste–Municipal landfill
iii. Plastic waste after disinfection and shredding–Recycling or municipal landfill
iv. Sharps, after disinfection (if encapsulated)–Municipal landfill
v. Treated waste water–Sewer/drain or recycling
vi. Oil and grease–incineration

Setting up and Operation of CBWTF

i. The proponent shall submit detailed work-plan of the proposed CBWTF to the prescribed authority for issuance of "Consent to Establish". The workplan should include complete details of the project such as site details, coverage area, infrastructure set up, transportation of bio-medical waste, operating procedure, etc.
ii. The CBWTF operator shall carry out stack emission test of incinerator, incineration ash test, validation test of autoclave/microwave/hydroclave and applicable parameters of any effluent being discharged from the CBWTF, at least quarterly, from the approved laboratory and submit the quarterly report of the same to the SPCB/PCC.

संदर्भ ग्रंथसूची

1. विश्व स्वास्थ्य संगठन (1994): विकासशील देशों में चिकित्सा अपशिष्टों का प्रबंधन।
2. विश्व स्वास्थ्य संगठन (1996): स्वास्थ्य देखभाल संस्थाओं, नई दिल्ली में एचआईवी, एचबीवी और अन्य संक्रमणों की रोकथाम हेतु दिशा-निर्देश
3. विश्व स्वास्थ्य संगठन (1996): अस्पताल अपशिष्ट के कारगर प्रबंधन हेतु राष्ट्रीय कार्यक्रम तैयार करने के लिए कार्य योजना, नई दिल्ली
4. विश्व स्वास्थ्य संगठन (1996): सेफ मैनेजमेंट ऑफ वेस्ट फ्रॉम हैल्थकेयर एक्टिविटीज, संपादक, प्रूस ए, जिरॉल्ट ई. एवं रशब्रूक पी., जेनेवा।
5. पर्यावरण एवं वन मंत्रालय की अधिसूचना, ''जैव-चिकित्सा अपशिष्ट (प्रबंधन एवं हथालन) नियमावली'', नई दिल्ली, 20 जुलाई, 1998।
6. विधि एवं न्याय मंत्रालय, ''पर्यावरण (संरक्षण) अधिनियम'', 23 मार्च, 1986।
7. पर्यावरण एवं वन मंत्रालय की अधिसूचना, ''नगरपालिका ठोस अपशिष्ट (प्रबंधन एवं हथालन) नियमावली'', नई दिल्ली, 25 सितंबर, 2000।
8. पर्यावरण एवं वन मंत्रालय की अधिसूचना, ''खतरनाक अपशिष्ट (प्रबंधन एवं हथालन) नियमावली'', नई दिल्ली, 21 मई, 2002।
9. पर्यावरण एवं वन मंत्रालय की अधिसूचना, ''जैव-चिकित्सा अपशिष्ट (प्रबंधन एवं हथालन) नियमावली'', नई दिल्ली, 17 सितंबर, 2003।
10. पर्यावरण एवं वन मंत्रालय की अधिसूचना, ''जैव-चिकित्सा अपशिष्ट (प्रबंधन एवं हथालन) नियमावली'', नई दिल्ली, 24 अगस्त, 2011।
11. पर्यावरण एवं वन मंत्रालय, ''सामान्य जैव-चिकित्सा अपशिष्ट उपचारसुविधा हेतु सीपीसीबी दिशा-निर्देश'', नई दिल्ली, 26 फरवरी, 2014।
12. माथुर पी, पाटन एस, शोभावत एस। अस्पतालों में जैव-चिकित्सा अपशिष्ट प्रबंधन प्रणाली की आवश्यकता एक उभरता हुआ मुद्दा– एक समीक्षा। वर्तमान विश्व पर्यावरण 2012;7(1):117-124।
13. थोटा एमएम, बथालाएलआर, थेरूरू के, शेक एस, जुपिडी बी, रायापति एस। ''देयर इज प्लेंटी ऑफ रूम एट दी बॉटमे'': दी बायोमेडिकल वेस्ट मैनेजमेंट इन डेंटिस्ट्री। जे एनटीआर यूनिवर्सिटी ऑफ हैल्थ साइंसेज 2014; 3:149-55।
14. यादव एम. ''हॉसपिटल वेस्ट– अ मेजर प्रॉब्लम'', जेके-प्रेक्टिशनर 2001; ए(4):276-2।

परिशिष्ट (Index)